吴磊 刘炎祁 主编

黄河浪 主审

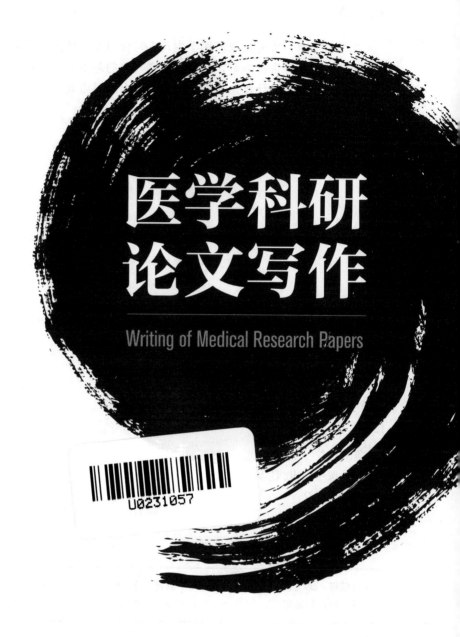

医学科研论文写作

Writing of Medical Research Papers

化学工业出版社

·北京·

内容简介

本书共 8 章,主要从规范医学生论文写作出发,从医学科研论文的选题、研究设计、写作、发表的过程等进行编写,对医学论文写作的基本知识、结构、方法等进行了介绍,以提升医学生医学科研设计及论文撰写的基本能力与科研素养。本书可供医学院校的学生和教师阅读参考。

图书在版编目(CIP)数据

医学科研论文写作/吴磊,刘炎祁主编.—北京:
化学工业出版社,2023.7(2025.3重印)
ISBN 978-7-122-42784-7

Ⅰ.①医… Ⅱ.①吴… ②刘… Ⅲ.①医学-论文-写作 Ⅳ.①R

中国国家版本馆 CIP 数据核字(2023)第 105377 号

责任编辑:邱飞婵　　　　文字编辑:李　平
责任校对:刘曦阳　　　　装帧设计:史利平

出版发行:化学工业出版社
　　　　　(北京市东城区青年湖南街 13 号　邮政编码 100011)
印　　装:北京云浩印刷有限责任公司
787mm×1092mm　1/16　印张 11¾　字数 283 千字
2025 年 3 月北京第 1 版第 2 次印刷

购书咨询:010-64518888　　　售后服务:010-64518899
网　　址:http://www.cip.com.cn
凡购买本书,如有缺损质量问题,本社销售中心负责调换。

定　　价:49.80 元

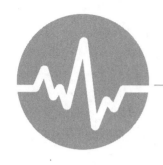

编写人员名单

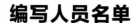

主　编　吴　磊　刘炎祁

副主编　陈家言　刘伟新　汪　鑫　胡　敏　梁　珊

主　审　黄河浪

编　者（以姓氏笔画为序）

王　辰　南昌大学公共卫生学院

王　楠　济南市疾病预防控制中心

王建炳　浙江大学公共卫生学院

王胜南　南昌大学公共卫生学院

邓莉芳　江西省爱国卫生与健康宣传促进中心

朱　祥　南昌大学公共卫生学院

朱若灵　南昌大学公共卫生学院

刘伟新　南昌大学公共卫生学院

刘炎祁　南昌大学公共卫生学院

芮媛媛　南昌大学公共卫生学院

李　利　南昌大学第一附属医院

李　博　南昌大学公共卫生学院

杨善岚　复旦大学附属华东医院

吴　磊　南昌大学公共卫生学院

汪　鑫　九江学院

张　诚　南昌大学公共卫生学院

张　频　南昌医学院

张　豫　南昌大学公共卫生学院

张朗朗　南昌大学公共卫生学院

陈家言　南昌大学公共卫生学院

林雪婷　南昌大学公共卫生学院

赵　曌　南昌大学公共卫生学院

胡　敏　南昌大学公共卫生学院

钟志兵　江西中医药大学

敖晓妍　南昌大学第一临床医学院

聂艳武　南昌大学公共卫生学院

夏世金　复旦大学附属华东医院

晏渠如　宜春学院

涂嘉欣　南昌大学第一附属医院

黄明珠　南昌大学公共卫生学院

梁　珊　南昌大学公共卫生学院

梁文丽　广东药科大学

彭鸿娟　南方医科大学公共卫生学院

秘　书　刘星雨　肖泽宇　罗龙鹏

本教材获南昌大学研究生教材出版基金资助

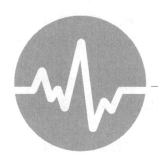

前言

　　科研能力是研究生应当具备的基本素养之一，也是衡量研究生综合素质的主要考核标准。医学科研论文作为医学科研成果的载体和临床实践的经验总结，不仅是医学信息储存、交流的重要手段，同时也是促进科研成果转化的重要形式，更是医务人员相互借鉴、提高临床诊治水平的有效途径。医学科研论文的撰写过程，综合体现了科研人员的资料收集、数据处理、逻辑思维及书面表达等能力，是每一位医学科研人员、医务人员及研究生应该掌握的基本技能之一。因此，培养医学科研论文写作能力是医学研究生教学中不可或缺的一环。

　　本教材是在广泛收集相关资料、多年教学实践的基础上编写而成的，力求全面、深入地反映当前医学科研论文写作的全貌。教材共分为八章，各章节之间相互连接，前后照应，形成了较为完整的知识体系。

　　第一章，医学科研论文概论。介绍了医学科研论文的定义、特点和分类；医学科研论文写作的目的和意义。

　　第二章，论文选题与医学科研设计。介绍了如何进行论文选题，包括选题的重要性、原则和方法；医学科研设计的步骤和常用方法，以及统计学方法在医学科研设计中的应用等。

　　第三章，文献检索与阅读。介绍了常用的文献检索数据库，文献检索的方法、途径、技术和步骤等。

　　第四章，医学科研论文写作程序。主要介绍了医学科研论文的基本结构，包括论文题目、摘要、关键词、正文、参考文献等在内的一般撰写原则、标准和注意事项。

　　第五章，不同类型医学科研论文写作。结合案例，主要介绍了基础医学论文、应用医学论文、医学文献综述和开题报告的写作特点、结构等内容。

　　第六章，医学科研论文的伦理问题。介绍了实验动物伦理的概念和三大观点，实验动物应用的 3R 原则和 5F 原则，实验动物的伦理审查，涉及人的生命科学和医学研究伦理审查办法和相关政策法规等。

　　第七章，医学科研论文的科研诚信。介绍了科研诚信的概念、基本原则，医学科研人员和科研机构的诚信规范，学术不端行为的界定和防范措施等。

　　第八章，医学科研论文投稿与发表。主要介绍了投稿期刊的选择、投稿的注意事项，以及论文从投稿到发表的主要流程和一些实用的投稿技巧与方法等。

　　本教材的主要特点体现在以下三个方面：

　　第一，教材编写的理念创新。本教材从医学研究生的实际特点及知识水平出发，以培养创新型、复合型、应用型医学人才为目标进行教材的整体构思，基于临床案例实践性和科学性，对医学科研论文写作的基本知识、结构、方法等方面进行系统介绍，以期提高医学生的医学科研论文撰写能力和科研创新水平。

第二，教材内容的表达创新。本教材注重论文写作理论与实际的联系，将医学科研论文写作与科研实践案例、医学前沿、热点话题相结合，融入了临床医学、基础医学与预防医学等相关知识，通过多学科交叉来激发学生研读兴趣与创新思维。

第三，教材编排的架构创新。本教材系统阐述了医学科研成果形成的过程，结构框架相对完整。力图对医学科研成果的产出建立一个完整的概念体系，主要包含论文的选题、研究设计、写作、发表等一系列过程。

全书内容丰富，结构完整，其中第一章由刘炎祁负责；第二章由吴磊负责；第三章由陈家言负责；第四章由刘伟新负责；第五章由汪鑫负责；第六章由胡敏负责；第七章由梁珊负责；第八章由吴磊负责。参加本书编写工作的还有彭鸿娟、夏世金、梁文丽、王建炳、钟志兵、晏渠如、敖晓妍、王楠、李利、张频、邓莉芳、涂嘉欣，以及研究生杨善岚、朱若灵、张朗朗、王辰等。研究生刘星雨、肖泽宇和罗龙鹏作为编写秘书，负责全书内容的编排、整理、修改和校对等。本教材在编写过程中得到了黄河浪教授的大力支持，为本教材的策划和内容安排提出了宝贵意见，并对书稿进行了全文审阅。在此，对他们付出的辛勤工作表示衷心感谢！

本教材在编写过程中，参考、借鉴了医学写作相关教材及其他相关文献等。由于编者学识及能力有限，谬误和疏漏难免，敬请各位读者不吝赐教，以便我们不断完善提高。

吴　磊　刘炎祁

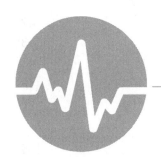

目录

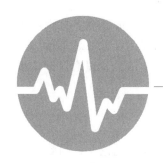

第一章

医学科研论文概论

21世纪是"知识与信息爆炸"的时代，随着电子化、网络化、数字化技术的不断发展，医学信息资源越来越丰富，信息交流、知识获取也逐渐成为医学科研领域中最为活跃、最为重要的因素。现代医务工作者则更是需要不断地学习和提升自己，而医学科研论文则是学术交流与知识传播最重要的形式之一。

》 第一节　医学科研论文概述

一、医学科研论文的定义

（一）论文

论文（paper）是由科研工作者对其创造性研究成果进行理论分析和科学总结，并得以公开发表的文章。一般而言，论文是探讨问题、进行学术研究的一种方式，也是描述学术研究成果、进行学术交流的一种工具。目前，学术界的论文形式与手法多种多样，内容涉及面广，除了常用的经验总结、课题研究报告和理论研究文章等论文形式外，课题方案、个案研究报告等体裁的文章也属于论文范畴。简单来说，凡是讨论或者研究某种问题的文章都可称之为论文。

（二）医学写作

写作（writing）就是写文章，是作者对某种思想、事物或现象通过大脑的想象与扩展、分析与综合、加工与提炼、系统与深化之后采用文字的形式加以记录的一个实践过程。医学写作（medical writing）则是根据医学实践的需要和信息交流的特点与规律，运用语言文字或声像技术准确、规范、生动地表述医学领域中的相关信息和知识的一种思维创造活动。简单来说，医学写作就是医务工作者对于医学信息的交流和传播；在搜集医学信息的基础上，合理地对医学信息进行加工和处理，是医学科研工作的重要组成部分，也是医务工作者实践与理论的结晶。

（三）医学科研论文

医学科研论文（medical research paper）是医学写作的形式之一，是反映医学科研成果的主要方式。具体而言，医学科研论文是以基础医学、临床医学、公共卫生及其渗透学科、边缘学科的理论为指导，经过基础实验研究以及临床和公共卫生实践从而获取第一手资料，再经过总结归纳、整理分析和统计学处理等，最终形成具有先进性、实践性的作品，或是将

第一章　医学科研论文概论 》》 **1**

所取得的第二手资料（即间接资料）经过整合，使之成为系统、完整的作品。医学科研论文反映的内容丰富，主要包括医学理论、技术、方法的研究与应用以及临床经验的总结等。

综上，医学科研论文正是对医学领域的某些问题进行创造性的科学试验和理论分析，然后运用逻辑思维方法揭示其客观规律和本质的一种论说性文章。

二、医学科研论文的特点

医学科研论文包含医学基础研究、临床研究、公共卫生三大研究方向的论文，因此具有高度的专业性，同时因其专业性的特点，发表的论文又拥有特定的读者群。随着医学科学事业的发展，医学各方面新成就、新理论、新技术、新经验不断涌现，需要医务工作者不断总结、分析和应用。医学科研论文是医学科学研究的记录、书面总结和及时报道的成果，是医务工作者辛勤劳动的智慧结晶。同时，医学科研论文的写作也锻炼了医务工作者，使之能更好地掌握国内外学术发展动态，提高自身的科研设计和科研创造能力，促进其业务水平的提升。基于此，现将医学科研论文的特点归纳为以下几方面。

（一）科学性

科学性是医学科研论文的根本属性，主要包括实事求是、客观全面、逻辑辩证和成熟稳定四个方面。

1. 实事求是

实事求是指尊重客观事实。对于事物的发展变化，我们必须结合实际，以实践为指导，医学科研论文亦是如此。

2. 客观全面

客观全面指客观真实地评价自己以及他人的研究成果，客观、公正、多角度揭示问题，全面考虑研究的益处与不足。

3. 逻辑辩证

逻辑辩证指采用科学的论据和严谨的逻辑推理来论证和阐述问题的本质。

4. 成熟稳定

成熟稳定指研究成果是经过反复试验、重复验证所得的最终结果。例如，研究者在试验阶段所得的一些"探索性结果"，可能因其结果还不稳定，则还需要重复试验，或其结果仅可供读者参考，还不能过早下结论。

（二）创新性

医学科研论文的创新性是指论文的内容在同类研究领域中所具有的独创性、先进性和新颖性。创新一词包含了"创"与"新"，其中"创"字即指创造、创见。其可理解为"并非前人已经做过的研究，或者也并不仅仅是单纯地重复他人的研究"。有所创造，即用不同以往的技术与方法，能够解决他人尚未解决或未完全解决的问题；有所创见，即以独特的视角，发现问题、找到问题并提出独到的见解。"新"即为新颖，可理解为新的发现、新的发明、新的方法、新的技术、新的剖析、新的见解、新的突破、新的研究成果等。

简言之，医学科研论文创新性主要表现为：①在同一领域中提出了新理论、新概念、新原理；②在同一原理的基础上创造了新方法、新手段、新技术；③发现了过往从未发现的新现象、新事实，并提供了数据和试验结果；④原有的技术方法在不同领域、不同地区产生了新的应用。

（三）实践性

实践性是指医学科研论文具有实用价值，即通过医学科研活动，解决医学实践中亟待解决、过往留存或是存在的现实问题。实用价值在于其理论能否用于指导临床实践并推广应用；其方法技术是否为现实所需；能否有助于解决疾病诊断、防治中的技术问题或阐明疾病的发病机制等。医学科研论文公开发表供同行参考，以便他们加以效仿并将论文中的理论、技术、方法等应用于临床实践中，从而推动医学事业发展，最终获取良好的社会效益和经济效益。试想，如若一篇医学科研论文内容空洞，言之无物，不存在任何的社会效益或经济效益，那么它终将无法经受住时间和实践的检验，最后对作者自身以及期刊，甚至阅读该文的其他人都会产生一定的负面影响。

（四）学术性

学术性即理论性，是指医学科研论文具备一定的学术价值（理论价值）。学术论文是学术成果的载体，它的内容是作者在某一科学领域中对某一课题进行潜心研究而获得的结果，具有系统性和专业性。学术价值不仅包含了从实践到理论（从实验研究、临床实践或用其他形式中进行分析和总结，以形成独特的科学见解），也包含了从理论到实践的过程（理论指导实践，以理论和事实对实践进行逻辑论证和分析）。

（五）规范性

规范性指医学科研论文具有公认的相对固定的格式，是评价论文价值的重要标准之一。现今，为了便于不同领域、不同地区科研人员的信息交流，医学科研论文写作已逐渐形成了相对固定的格式，并趋于统一化、规范化。

概括而言，医学科研论文的规范性主要体现在以下几个方面。

1. 结构规范

医学科研论文结构框架严明，一般需包含题目、摘要、关键词、正文和参考文献等内容。

2. 内容规范

论文的内容规范主要指研究的实验过程、数据及分析等要符合医学科研论文的规范与标准。

3. 语言规范

医学科研论文要求语言规范。医学论文往往涉及大量的专有名词，如医学名词、术语、药名，以及数量、单位、符号和缩写形式等，这些既涉及国际、国家规范和标准，也涉及专业或学科规范和标准。

4. 衡量标准规范

各种疾病的诊断标准、疗效评价标准，以及有关检查、检测的操作标准及其正常值的判定标准等，论文中所描述的应与公认的标准一致。

综上，医学科研论文的特点可以概括为：一是根在科学性，这是医学科研论文的根本特征和本质特征，常常与医学科研设计是否合理密切相关；二是重在创新性，它通常表现在新技术、新方法、新成果等方面，主要取决于科研选题是否新颖，同时也是论文质量高低的关键；三是贵在实践性，它主要取决于是否能解决医学实践中存在的实际问题，是医学科研论文能否推广应用的重要因素；四是具有学术性，这是医学科研论文能否将实践上升为理论的关键因素；五是符合规范性，它是决定医学科研论文能否公开发表并被公众认可的一个重要特点。

除上述基本特点外，医学科研论文因其更新速度较快而具有时效性的特点，即其反映的是最新的医学成果；此外，医学科研论文的读者群体相对稳定，一般为从事医学相关工作或研究的人员，因此还具有读者稳定性的特点。

三、医学科研论文的分类

医学科研论文种类繁多，体裁各异，可大致按照文献资料来源、论文写作目的、医学学科及课题的性质、论文体裁四方面对其进行分类。

（一）按文献资料来源分类

按医学科研论文的资料来源，一般将论文分为编著论文和原著论文两大类。

1. 编著论文

编著论文的主要内容来源于已经发表或出版的公开资料，即间接资料（非作者的第一手资料）。其往往是基于作者的研究背景及实践经验，对已有的多渠道、分散的资料或信息，进行收集、整理和编排的文献，可使读者能在较短的时间里，对某个学科的发展程度和发展状况有一定的认识。在医学书籍中，编著类文献占很大比例（如教材、参考书、专题讨论等），而在医学期刊中，综述、讲座、专题讲座、专题讨论等多属编著类文献，其中又以综述为代表。

编著论文的内容并不完全是作者亲自所著的研究，但却因其充满新想法、新介绍、新见解、新视野、新信息，而能为原著论文提供大量的、全面的、最新的信息，是医学科研论文的重要组成部分。

2. 原著论文

原著论文是作者对某一特定课题的调查、实验、临床研究和临床实践的总结，是作者的第一手材料。其内容包括实验研究、临床观察、调查报告、病案报告、病案讨论等，或者是医学伦理的间接创新和科学研究的新成果，它是对新理论、新技术在实际运用中的最新成果的一个科学概括。不管是在医学科研论文还是其他科技论文中，原著论文都是十分重要的组成部分。这种类型的文章往往是原创的、新颖的，而新的思想和理论又是推动该领域不断发展的动力和源泉。

原著论文既是机构和个人科研水平的一个重要指标，同时也是研究人员提出某些设想和看法的主要媒介。论文、著作、简短报告（如医疗案例报告、技术创新成果、经验介绍等）都是其主要形式。

（二）按论文写作目的分类

根据论文写作目的，通常将其分为学术论文和学位论文两大类。

1. 学术论文

学术论文是某一学术课题在实验性、理论性或预测性上具有新的科学研究成果或创新见解的科学记录；或是一些已知原理应用于实际中取得新进展的科学总结；其可供学术交流，或作为学术刊物、书面文件等其他目的。此外，学术论文也是总结、研究和讨论医学研究中存在的问题，阐述医学研究和理论上的突破，书面总结科学实验和技术发展的最新成果，并作为信息交流的重要工具。学术论文的内容应该具有创造性和先进性，而不是重复、模仿和复制前人的工作。

学术论文种类繁多，按研究内容可分为理论研究论文和应用研究论文。学术论文是学术会议交流的主要内容，也是医学期刊的主要内容。

2. 学位论文

学位论文是作者为申请授予相应的学位而撰写的研究报告或科学论文。学位论文一般分为学士论文、硕士论文和博士论文三个级别，其中尤以博士论文质量最高，是具有一定独创性的科学研究著作。学位论文一般不在刊物上公开发表，只能通过学位授予单位、指定收藏单位和私人途径获得。

学位论文是学术作品，其表述要严谨、简明，突出重点，做到层次分明、数据可靠、文字凝练、说明透彻、推理严谨、立论正确，避免使用文学性质的或带个人感情色彩的非学术性语言。

（三）按医学学科及课题的性质分类

医学科研论文按照医学学科及课题的性质，大致可划分为基础医学论文和应用医学论文两大类。

1. 基础医学论文

基础医学论文是研究和分析医学的基本理论问题，阐明生命或疾病的本质和规律的论文。研究方法以实验为主，涉及分子生物学、细胞生物学、生理学、生物化学、病理学、药理学、基因组学和遗传学等基础医学研究。主要关注与疾病发生发展机制密切相关的新理论和新发现，旨在为疾病的诊治提供新的思路和理论依据。其数量和质量是衡量一个国家医学研究理论水平的重要指标。

2. 应用医学论文

应用医学论文包括预防医学、临床医学等论文。重点解决疾病防治（环境、药物、医疗器械和技术等）的具体问题及临床应用。应用医学论文通过病例对照研究、队列研究、实验性研究等方法，对疾病的诊断、治疗、预后、病因及预防进行系统分析，明确疾病的发生与发展，为疾病的防治提供科学依据，具有很强的实用价值。应用医学论文主要包括病例分析、病例报告、疗效观察、病例讨论、临床经验总结、专题研究报告、新技术报告和调查报告等。

有关基础医学论文和应用医学论文的写作特点和结构等，将在第五章第一、二节进行详述。

（四）按论文体裁分类

医学科研论文按照体裁大致可以分为论著、综述、病例报告、述评、讲座、新技术与方法等。

1. 论著

论著是医学科研论文体裁中最常见的一种论文体裁，论著具有其特定的概念，是医学科研论文最具典型性和代表性的文体。作者把自己在科研、临床、教学取得的成果、经验和体会等，经过一番严密的逻辑论证，最终规范形成相应的文字作品，就是论著。

2.综述

综述是指作者在一定时间内，对大量的原创类研究论文中的数据、材料和主要观点进行总结、分析和提炼后，围绕某一主题所撰写的论文。综述具有一定的深度和及时性，能够反映本主题的研究背景、研究现状和发展趋势，具有较高的情报学价值。通过阅读综述，读者可以在短时间内了解到这一主题的最新研究趋势，可以了解到几篇关于这一主题的原创研究论文，国内外大多数医学期刊都设有综述栏目。有关医学综述的类型、写作特点和结构等，将在第五章第三节结合案例进行详述。

3.病例报告

病例报告是一种常见的医学科研论文类型。它是一种医学报告，通过记录和描述一两个生动的病例，提供关于一种疾病的表现、机制、诊断和治疗的第一手信息。病例报告往往是识别一种新的疾病或暴露的不良反应的第一线索，也是监测罕见事件的唯一手段。

4.述评

述评类文稿是作者或编辑对某一科研项目、研究课题或研究领域所作的较为广泛、全面、深刻的阐述和精辟的评论；也可侧重对其某一方面进行深入评述。

5.讲座

讲座类文稿就是围绕一个主题或学科进行系统讲座，介绍医学发展的新趋势，将大量所需信息综合分析后写成一篇专题学术论文。

6.新技术与方法

新技术与方法类文稿主要介绍了医疗卫生工作中一些新的实用方法、新的技术创新、新的实验程序或仪器的改进。此类文稿具有实用性、技术性和先进性，对临床实践具有实际指导意义。

7.其他

除以上六类外，医学论文的体裁还包括调查报告、简报、会议文献、文摘、译文等类别。

≫ 第二节　医学科研论文写作的目的和意义

一、医学科研论文写作的目的

医学科研论文是传播医学信息、推进科学发展的载体，是进行医学科研和临床实践交流的重要手段。不同于一般的工作报告或工作总结，科研论文是将科研与实践工作中所得到的资料进行科学的归纳、整理、分析并进行合理推理，以形成能够反映客观规律的论点。概括而言，医学科研论文写作的目的主要表现为以下几点。

（一）储存医学科研信息

医学科研论文是储存医学科研信息的重要载体，是记录科研成果的重要方式，也是总结科学发现的重要手段。在科学研究完成之后，科研人员需对其研究结果进行总结归纳，并以论文或报告的形式阐明其结果与结论；否则，该项成果可能会随着时间的推移，逐渐被遗忘乃至消失，最后导致前期工作功亏一篑；而后人也可能再次重复前人的工作，最终不可避免地造成人力、物力的浪费。医学科研论文写作正是为了储存这些科研信息，使之成为今后新发现、新成果的理论基础，即所谓"站在前人的肩膀上远眺"，从而不断丰富人类的医学科技成果宝库。毫无疑问，人类文明的延续与发展正是在不断地积累、创造、再积累、再创造的反复中实现的，医学科研论文就是通过储存科研信息以延续医学科学的长远发展。

（二）传播医学科学知识

医学科研论文是传播医学知识的重要形式。毋庸置疑，任何一项科学技术的研究与发明，都是社会成员的个体劳动或承担的科研活动的结晶。"科学技术没有国界"，医学知识的传播也一样，它的传播方式可以不受时间、地域的限制。尤其是在当今的信息时代，医学信息快速发展，将论文收藏于信息检索系统中，可以一直传播到后代，即实现所谓"藏之名山，传之其人"。医学写作承担着广泛传播这些知识的重要任务，它可以迅速、适时地让人们了解某一医学知识或医学现象，乃至解决某一医学问题；也可以让广大民众知晓生活、工作以及自然环境对人体的影响，提高医学认知水平，了解并掌握自我保健与预防疾病的知识和技能，从而实现预防疾病、治疗疾病、维持和促进健康的目标。当然，通过医学科研论文写作也可以宣传医学科学思想、科学精神以及科学作风，从而引导公众以科学的思想和科学的态度对待医学问题。

（三）交流医学实践经验

医学科研论文是交流实践经验的重要手段。医学科研论文揭示了健康与疾病转化的规律，对指导医学实践活动具有不容忽视的作用。医学科研论文将医学实践进行经验总结，例如将从事临床及医疗工作一线人员的失败教训和成功经验进行科学的总结并加以分析，最后以论文的形式反馈给同行或其他人进行信息交流与互通，从而发挥其借鉴作用以造福大众。医学科研论文的交流同样也不受地域、时间、历史变迁、社会条件和国界的限制，全世界的读者都可以实现实践经验的共同交流。医务人员只有密切联系自己的工作实际，做自我工作的"有心人"，并勤于思考，才能写出立意深刻且富有新意的科研论文，从而实现实践经验的相互交流，促进医学科学的进步。

（四）促进医学教育发展

医学科研论文是医学教育的重要补充。医学有其自身的特殊性，每位医学工作者都需要"终身"学习。近年来，支持、促进医学教育发展的政策相继出台，但是现有医学教育体系仍存在不足。基于课堂、书本的理论学习不足以支撑医学实践，例如基层卫生工作人员、医学生等的学习方式和学习机会较为受限，而医学科研论文是丰富医学知识，尤其是新知识的重要手段，对培养医学生和基层卫生工作人员有着重要作用。医学科研论文写作及其广泛传播有利于医务工作者及医学生开阔科技视野、增长医学知识。医学科技的高速发展，加快了医学成果的更新迭代，然而医学科学与技术的最新成果从产生到编入教材，往往需要一个较长的时期，并不能及时地传达给公众。因此，以医学科研论文的形式传播医学知识与信息，介绍医学的新知识、新技术等，也是医学教育的重要组成部分。

（五）提高医学科研水平

论文写作与医学科研二者相互关联，相互促进。医学科研工作者经常撰写论文，不仅可以拓宽视野，掌握国内外的医学动向，而且能提高科研设计能力、研究能力、教学能力以及科研业务水平。同样地，如果科研能力、业务水平及教学能力提高了，也可以写出高质量的科研论文。

科研论文是提高医学科研水平的重要法宝。如今，在大量科研成果和实践经验的基础上，形成并发展了各种学术思想，这些学术思想以论文的形式不断地进行探索与交流，又相互形成新的学术思想，由此启发医学科研工作者开拓新的科研思维。同时，论文写作也是一种创造性的脑力劳动，它凝聚着作者付出的艰辛与心血，在写作的过程中，随着思维的不断深化，可以提高医学科研工作者分析问题、解决问题的能力，从而提升其科研水平。

（六）考核医疗业务水平

医学科研论文是考核医疗业务水平的重要指标。目前，医学科研论文是进行业务考核与职称评定的重要依据，也是发现人才的渠道之一。医务工作者晋升的考核标准除基本的医疗业务能力外，还依赖于其科研能力，而这主要通过论文的质量加以反映。论文发表的数量、质量及其产生的社会和经济效益是评价科研工作者业务、科技成果的重要标准。医学科研论文绝不允许造假，也绝不允许在利益驱动下产生投机思想和学术不端等行为，切不可在未接受专业理论研读的艰苦磨炼下，就想实现"飞跃"式发展。写文章，必须要实事求是、科学地反映科研结果，这也是考核医务人员的医疗业务水平的重要依据。

总之，在医务人员的学术生涯中，正确的写作目的是灵魂，踏实的实践工作是基础。医学科研论文写作绝非为了评定或晋升高级职称，也不是为了追名逐利，而是真正想在医学领域上有所成就，切实做到对社会、对医学事业和对自己都有益；并且能够从临床实践中不断总结经验、不断创新，以务实的学术成果切实推动医学事业的蓬勃发展。

二、医学科研论文写作的意义

医学科研论文是对医学科研工作的总结，它概括了科研的全过程，反映了科研成果，体现了科研的价值以及科研工作者严谨的科学态度，也是交流、传播、推广和储存信息的载体。医学科研论文作为一种特殊的知识产品，对医学科研的发展具有十分重要的意义。

（一）有利于提升医学素养

医学科研论文是对医学教育的有益补充，同时也是提高医学生综合素质与能力的有效途径。医学科研论文储存科研信息和传播医学知识，将新的科研成果用论文的形式推广传播，有利于医务人员与医学生积累医学科研相关知识，把握医学领域相关科研动态。同时，论文写作也是医务人员应掌握的技能之一。无论是医学生还是医务工作者，他们的日常学习与工作（进行各种检查、诊治，记录病情，开出医嘱等）或是职位晋升均离不开写作。医务人员在参与实践和科研训练的同时，通过医学科研论文写作加以巩固、积累并加深自己的专业理论知识，进一步发现并探索医学领域的新问题，有助于医务人员培养科学思维、拓宽专业知识、锻炼科研能力、强化团队精神，从而全面提高素质与能力。

（二）有利于完善科研成果

撰写科研论文是医学科研工作的一个重要组成部分，是完成研究成果最后的、必不可少的环节。科学研究通常分为三个阶段：开始——完成——发表，这三者之间相互联系，相辅相成。科研工作者在科研工作告一段落后，要经过数据整理、统计分析、综合分析、判断推理，最后形成论点。在开始撰写论文的过程中可以发现某些材料不足，或是论点不充分，从而找出所需要补充的资料和实验数据，完善其原有科研成果，最终才能形成一篇完整的论文。简言之，医学研究及其论文写作不仅需要在论文创作阶段对已有科研成果进一步修改、完善，还需要继续发挥其储存、传播、交流知识与信息的作用，将自己的科研成果转化成论文并被数据信息系统收录，以完善当前该研究领域的科研成果。

（三）有利于考核标准多元化

医学科研论文是科研成果的真实记录，可以反映出一个国家、一个地区、一个单位或是个人的科学研究水平；也是评价医疗机构的工作业绩、人才资源及科研、教学、医疗水平高低的重要考核指标。例如大学生毕业时的毕业论文、研究生撰写的学位论文、科技工作者撰写的学术论文等，这些论文都是授予学位和考核业务成绩、晋升职称的重要依据之一；而不是仅仅依靠"收多少患者""做多少手术"等业务量来评判医生的医疗业务能力。将医学科研论文的数量、质量、社会效益等作为衡量医务人员业绩优劣的标准，不仅有利于提高医务人员的科研创新能力，也有助于医疗业务考核的多元化。

（四）有利于人才培养和选拔

医学科研论文在反映科研、医疗技术及医务人员自身水平的同时，也是发现、培养和选拔人才的重要依据之一。医学科研论文正是以医学实践为基础，在医学工作中总结经验，将理论与实践切实结合在一起的产物。当前，我国医疗事业不断发展，医学人才队伍逐渐壮大，就业、晋升等各方面压力纷纷涌现，致使医学人员不仅要提升医疗水平，也需要不断激发自我科研创新意识。医学科研论文的创作，在一定程度上可以突破现有医学理论、医疗技术壁垒，引导医学科研产生新发现、新成就，使医务人员成为"临床＋预防＋科研＋教学"的复合型人才。

（五）有利于医学事业发展

科研创新与成果转化是推动医学发展的动力和基石，而科研论文则是促进医学事业发展的良好体现。一些临床医学、医学研究以及医学方面假设的提出往往是以医学科研论文为载体，许多突破、创新和进步往往也是医学理论先行，而论文写作则较好地实现理论与实践的有机结合。医务人员一方面通过论文载体拓宽其信息与知识面；另一方面又在实践中不断探索，以启迪新思想、提出新观点、探讨新问题、研究新方法、表达新成果，进而推动和促进医学事业的蓬勃发展。

综上所述，医学科研论文是总结科学发现的重要手段，为医学科学事业交流、积累、继承和发展提供了条件和依据。科研成果用文字记录下来，以论文的形式加以反馈，可以成为人类科学宝库的共同财富，并能继续发挥其作用，促进医学科学进步与发展，促进人类社会进步。

思考题：

1.与一般论文相比，医学科研论文有哪些特点？
2.医学科研论文按体裁一般可以分为哪几类？
3.医学科研论文写作的主要目的和意义是什么？

（刘炎祁　王建炳　邓莉芳　张　诚）

第二章

论文选题与医学科研设计

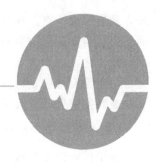

》》 第一节　论文选题

一、选题的重要性

选题，简单来说就是提出一个有价值而又适合研究者个人能力与客观条件的课题，是每项科研工作的首要环节，是研究的起点。爱因斯坦曾经说过："提出一个问题往往比解决一个问题更重要"。因为解决一个问题也许仅是一个数学上的或实验上的技能而已，而提出新的问题、新的可能性，从新的角度看旧的问题，却需要有创造性的想象力，而这标志着科学的真正进步。提出问题是解决问题的第一步，而善于选题则事半功倍。从某种意义上说，论文选题最能体现科研人员的科学思维、理论深度和实践能力，它既是对专业知识和科学信息的理论提炼，也是对科研发展实践的纵向挖掘。论文选题是否恰当将直接影响论文的质量和价值。

（一）决定研究方向和研究目标

选题是科学研究的起点。从广义上讲，选题是在对已有大量相关文献和资料分析的基础上，通过反复斟酌和推敲，结合实践，逐渐明确科学研究的方向和目标，并做出决策的过程。换句话说，选题本身就包括研究目标的确定和研究方向的选择，也是决定科研成败的关键因素。

（二）有利于弥补知识储备不足

选题有利于弥补自身知识储备不足的缺陷，寻找选题这一举动促使研究者有针对性地、高效率地获取知识。选题其实是打基础和搞科研的有机结合，在选题过程中，随着研究方向愈渐明确，研究者的研究目标会愈加集中，最后针对性开展研究工作。也就是说，在知识储备不足的情况下，研究者针对所选课题展开研究时，会根据研究需要主动补充并收集相关资料，弥补该研究领域知识储备的不足。这样，选题就成为了学习新知识、拓宽知识广度、加深对知识和问题理解的重要过程。

（三）决定研究成果的价值和论文的成败

选题决定着研究成果的价值和论文的成败。选题是思维创新的过程，能够提出问题、选择恰到好处的题目是十分困难的。说它不容易是因为提出问题本身就需要研究。只有研究者对所选课题有深入研究、有能力且具备研究条件，才有机会撰写论文并取得相应成果。相反，如果问题选择不好，课题本身没有研究价值，或者研究者没有条件和能力完成，最终其研究成果也很难产出。好的选题从一开始就决定了研究成果的成败。

（四）有利于提高科研能力

选题有利于提高科研能力。选题，意味着发现问题和提出问题的能力，在一定程度上标志着作者科研能力的高低，越是前沿性的选题，越需要深厚的研究功底和精湛的学术造诣。实际上从开始选题到确定题目这一过程中，研究者自身的各种科研能力都会得到相应的提高。例如：选题前，研究者就需要对某一学科领域的专业知识加以钻研，需要学会收集、整理、查阅资料等各种方法；选题中，需要对已学的专业知识反复、认真地思考，并从其中一个角度、一个侧面深化对问题的认识，从而锻炼并提高自己的归纳和演绎、分析和综合、判断和推理、联想和发挥等方面的思维能力和研究能力。

二、选题的原则

选题是医学科学研究的第一步，也是至关重要的一步，并不是所有选题都可作为研究课题，选题时应遵循创新性、可行性、价值性、求实性、需要性和系统性原则。

（一）创新性原则

科研的本质就是创新性。所谓创新性，是指选择前人没有提出过及未涉及的内容，或者前人虽有研究但没有完全解决仍需后人补充的问题。创新性的选题，其研究成果应当有所发现、有所创新、有所发明和对所研究的领域有新的贡献等，要能体现出先进性和新颖性。

创新性原则，关键是"新"，新的选题如何捕捉？一般来说，可到各种"分歧"或"矛盾"中去探寻，特别是"新旧"之间的"矛盾"。例如，新事实与传统观念的矛盾，新理论与旧理论的矛盾，学科之间的分歧等。这种"分歧"或"矛盾"突出表现在科学发展的前沿地带、学科间的空白地带、学派争论的地带、研究工作受挫失败的地带等。为此，科研人员要有敏锐的洞察力，擅于捕捉线索，寻求突破。

（二）可行性原则

科学研究是理解和改造世界的探索性和创造性活动，它总是受到一定条件的限制。可行性原则反映了条件原则。如果选定的主题不具备可以完成的主观、客观条件，那么再好的选题也只能是一个愿望。因此，选题时要充分考虑可能面临的理论、技术、材料、各种人际关系等困难，以及解决办法。

具体而言，选题时应时充分考量的现有条件有：①主观条件，主要包括知识结构、研究能力、对学科的兴趣、理解程度、责任心等；②客观条件，主要包括申请课题的材料、资金、时间、合作条件等。当然，除了现有条件外，我们也可以积极创造条件，对于暂时不具备的条件，可以通过努力创造。比如知识的不足可以补充，情况不明的可以先进行预调查等。

（三）价值性原则

在符合研究者研究方向的前提下，好的选题应该具有理论意义和实际应用价值。医学研究者设计课题的最终目的是解决临床实际问题。即便不能立竿见影，但至少应该在后续研究探索后应用于临床，或者研究结果可以为临床治疗提供理论依据。只有科研课题所要解决的问题是有价值的，如经济价值、社会价值、理论价值、学术价值等，才具有实际意义。

（四）求实性原则

选题的求实性是指选题要有真实可靠的依据，或有事实依据，或有科学的理论依据。选题需要遵循求实性原则，不能天马行空，不能脱离实际。任何新课题，甚至新成果，都是在已有成果的基础上提出来的，即在继承的基础上进行创新。如从事理论研究必须有一定的事实基础；从事应用研究必须有一定的理论基础等。

坚持实事求是的原则，就是坚持辩证唯物主义的原则，不能违背实践检验过的客观事实和客观规律；同时，对事实和理论的认识也必须是辩证的。有时，课题所依据的事实和理论并不全面透彻，可能有一定的局限性；而随着实践的深入和发展，新的认识、新的发现和新的发明也将被逐渐验证。也就是说，求实中的"实"字不是僵化、死板的。因此，求实性原则要求在选题时既要尊重事实，但又不拘泥于事实；既要接受现有理论的指导，又要敢于冲破传统观念的桎梏，采取辩证分析的态度。

（五）需要性原则

需要性原则是指选题要面向实际，面向社会的需要，讲求社会效益。这里所谓需要，包括两个方面：一是科学本身发展的需要，即学术意义；二是社会实践的需要，即社会意义。

科学研究最根本的目的是满足社会的需要。当前，我国的经济建设和社会发展正在向更大的广度和深度迈进，需要解决和研究的课题越来越新，越来越复杂，越来越困难，例如环境污染、食品卫生、社会老龄化问题等。解决其中一个实际问题就是一种贡献。应立足于当前医学社会发展需要，选择有利于现代社会医疗的话题，兼顾研究的社会意义及学术意义。

（六）系统性原则

系统性原则往往是最容易忽视的重要原则。它要求研究人员系统地、持续地对一个问题进行深入研究，即能够发现并解决与一个科学问题相关或衍生的一系列其他科学问题。如果研究不够系统，容易造成思维、人力和科研资源分散，不能"集中精力"，往往难以产生成果。此外，对于个人成长规划而言，如能从事系统性的研究，则更有可能获得源源不断的信息、材料、资金和人力资源的支持。

总之，选题时应根据已具备的或通过努力可以获得的条件，扬长避短。上述选题原则，既相互联系，又相互制约。其中，最根本的一点是对选题要从严要求，做出最佳选择，即做出最大的努力，完成最富有创造性、最有价值的课题。

三、选题的方法

了解常用的选题方法和技艺，以及科研课题的资助渠道，有助于研究人员更好更快地选择适合自己和社会的科研选题。

（一）选题的基本思路

科研人员往往是在自己原有工作的基础上，经过长期观察和反复思考后提出问题；并带着问题查阅文献和积累资料，形成选题意向；随后在审视选题是否具备创新性、可行性、价值性和求实性等原则的基础上，明确选题方向和立题。选题的基本思路如图2-1。

（二）选题的方法和来源

1. 从理论积累中选题

从理论积累中选题，就是注重选择具有重要理论价值的选题，或以构建理论框架和体系

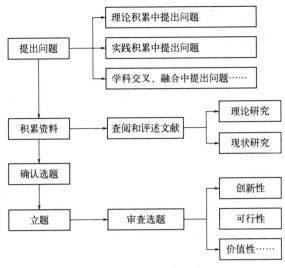

图 2-1　选题的基本流程

为目标，或追求某种理论观点和结论的创新。这种选题思路不受社会实践的完全制约，容易产生重大的理论突破，但在实际中运用时，要注意避免使科学研究偏离实际。

2. 从实践积累中选题

社会实践需要解决什么问题，就研究什么课题。医学研究者要擅于在工作和实际问题中挖掘、提炼，选择有利于医学社会发展、服务于医学实践的课题。从实践积累中选题的方法适用于已经有科研经历或从事临床工作的医学生，如果曾经有科研经历，或者是在以往的科研实践过程中有进一步需要解决的迫切问题等，都可以作为新的科研选题。

3. 从学科交叉、融合中选题

目前，科学发展的趋势是交叉渗透。在融合、跨学科研究中选择主题将有助于在思想、理论、技术、方法上取得突破。突破有助于提出新的问题，选择新的方向，找到新的课题。我们应清楚地认识到：虽然医学可以分为很多学科，但这些学科并不是孤立的，而是有着千丝万缕的联系。因此，选题时要注意学术思想的交叉和融合，实现学术理论之间的互补和衔接。

4. 从不同的学术观点和各种假说争论中选题

不同学术观点、不同学派的争论、各种假说的出现等，都是基于问题的症结，是科学发展的常态。我们需要思考：当前学术界有较大争议的问题是什么？争论的焦点何在？认清它，以它为突破口，激励我们去学习、去思考、去研究，在不同思想的冲击下，去探索思想，互相启发，去发现有研究价值的问题，选择有特殊意义的主题。每年国内外都有许多学术会议召开，这些会议的议题多是相关研究领域的前沿或争论焦点，也是选题的好来源。

5. 从科技政策和项目指南中选题

国家的经济发展和科技进步在一定时期内都有具体的指导方针和发展方向。选题时，多了解国家或地区科技发展的重点支持领域、经济建设的优先发展目标和科技政策的支持范围；同时，可多关注相关机构发布的最新课题指南，了解科研招标所鼓励支持的重点领域和范围。

6. 从医学学科建设和发展中选题

在医学高等院校从事科学研究的人员，可以围绕着医学学科建设、教学改革、学校发展去提炼、培育、研究、选题。例如：医学学科领域中，哪些问题尚待解决？在已解决的问题中，有哪些问题需要根据医学发展进行补充或修正？因此，医学高等院校的科研选题要发挥学校学科优势、突出学科特色，积极、主动地在提高人才质量、强化能力培养的方向上寻找选题，努力提高教育质量，为发展医学高等教育事业，提高全民族的文化素质做出积极的贡献。

7. 从组织专家论证中选题

组织课题组成员（专家）进行讨论，集思广益，优中选优，互相启发，确定合适的选题。也可根据课题规模、技术难易程度和涉及的专业，邀请不同级别专家发表意见，确定选题重点、深度、广度和难度，请专家把关，提高课题质量、水平和知名度，使研究方案更加合理、科学、先进。

》 第二节　医学科研设计

一、医学科研设计的步骤

（一）确立选题

一个好的选题，是研究成功的关键（详见本章第一节）。确定了要研究的问题，就可以确定课题，制订方案。

（二）形成假设

假设就是在已有的科学实践和科学理论的基础上，对所要解决的问题做出假设的解释和推理。一旦有了假设，科学家们就可以按照自己的需求，系统地设计和实施一系列的观察、实验；如果这个假设得到了观察和实验的支持，那么这个假设将会为相关的科学理论奠定基础。

例如，讨论 Castleman 病（淋巴组织增生性疾病）的病因/发病机制，有三种假设。①病毒感染因素：机体感染人类疱疹病毒 8 型（HHV-8），诱导产生与 B 细胞活化相关的细胞因子参与发病；②自身免疫因素：突变的 B 细胞或 T 细胞产生自身抗体或自身反应性；③副肿瘤综合征：分泌细胞因子的单克隆细胞过度增殖导致细胞因子风暴。即使科研实践后，假设被证明是错误的，也并非毫无价值，因为它可能会阻碍一条错误的道路，亦为后来研究者的减少错误方向提供参考。

形成假设可从两种思维方法入手：①逻辑思维，如求同法、求异法、同异共求法、共变法、剩余法等；②非逻辑思维，如想象、联想、灵感等。

（三）研究方案设计

研究方案包括研究方法，研究因素，研究对象，资料的收集、整理、分析，研究工作的总结，论文的撰写。其中，研究方法应考虑到不同研究方法的具体实施要求，如调查性研究要注重调查表的设计质量和调查过程中的质量控制；实验性研究要遵循实验设计的三要素、四原则；临床试验需考虑伦理道德、受试者纳入和排除标准、受试者依从性、实验过程中的质量控制等。概括而言，一个好的研究方案应该目标明确、条理清晰、依据充分、进退有序。

研究方案设计通常可分为专业设计和统计学设计两个主线。

1.专业设计

专业设计是以专业的理论与技术为基础，其主要作用是解决实验结果的有效性和原创性问题。从专业的角度，选择特定的科研课题，提出假设，制订技术路线，制订实验计划。专业设计的正确性是影响科学研究成功的关键。

2.统计学设计

统计学设计是指运用数理统计学理论和方法来进行设计，减少抽样误差和排除系统误差，保证样本的代表性和样本间的可比性，确保实验观察内容的合理安排，以便对实验结果进行高效率的统计分析，以最少的实验观察次数（例数）得出相对最优的结果和可靠的结论。因此，统计学设计是科研结果可靠性和经济性的保证。

总之，专业设计与统计学设计不是彼此独立的，而是相辅相成、相得益彰的，专业知识为基础、为主导，统计学知识为辅助、为护卫。

（四）收集、整理资料

收集资料是指在研究设计方案指导下，力求取得准确可靠的原始数据信息。研究指标的准确性、真实性影响着研究结果。研究指标包括客观和主观指标，客观指标如身高、体重、血糖等，容易得到准确信息；主观指标如有无烦闷、身体疼痛感等，容易受到个人主观因素的影响。

资料可通过调查表、实验室测定或检查等形式进行收集。所有收集的资料，要确保其完整性和准确性，并按照研究所需，进行归纳与整理，以方便分析。

（五）数据处理与分析

1.处理数据

处理数据的一般程序：首先对原始数据进行清理、检查、核对和纠错；随后根据研究目的对原始数据进行分组、汇总。通过处理数据可以初步观察到数据的分布特征以及离群值。

2.分析数据

分析数据包括统计描述和统计推断。统计描述是指选用恰当的指标对资料的分布进行描述；统计推断是指在特定条件下通过样本信息推断总体信息，包括参数估计和假设检验。

（六）撰写论文

在所有前期工作完成的基础上，经过对资料的收集、整理及数据的处理和分析等，开始撰写论文，论文撰写的基本程序详见第四章。

二、医学科研设计的常用方法

医学问题的研究方法通常可分为观察法、实验法和二次研究；其中，观察法和实验法是原始研究，也是最经典的流行病学研究方法；而二次研究则是对原始证据的再加工，是实践循证医学的重要环节之一。常用的医学科研设计方法见图2-2。

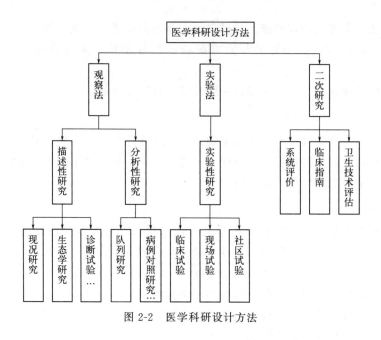

图 2-2　医学科研设计方法

（一）观察法

观察法是指在没有任何干预措施的情况下，客观地观察和记录研究对象的现状及其相关特征，客观地反映事物的实际情况。最终发现并描述疾病的分布特征，认识疾病的病因及影响因素，以及了解疾病的发生和发展规律，为卫生决策提供依据。观察性研究分为描述性研究和分析性研究。描述性研究是"照片"，其"因果同时存在"，不能验证因果关系。分析性研究是"录像"，录像有两种形式，病例对照研究"从果到因"，同样不能验证因果关系；而队列研究"从因到果"，满足因果时间顺序，可以验证因果假设。

1. 描述性研究

描述性研究（descriptive study）又称描述性流行病学，指按不同地区、不同时间及不同人群特征分组，描述疾病或健康状态及暴露因素的分布情况。描述性研究是医学研究的基础，是研究的第一步，即提出病因假设。描述性研究常见类型主要有：现况研究、病例报告、病例系列分析、个案研究、历史资料分析、随访研究、生态学研究等。

案例 2-1：描述性研究举例。

《山东省新型冠状病毒肺炎流行特征及时空聚集性研究》（刘翠晓，山东大学硕士学位论文，2021），该论文分析了截至 2020 年 6 月 13 日山东省报告的 725 例新冠肺炎病例的相关数据。描述性研究的三间分布显示如下。①时间分布：新冠肺炎病例的报告日期高峰在 12 月份，共累计报告 670 例病例，占总病例数的 92.41%；②人群分布：病例中位年龄为 40（31，45）岁，男女性别比 1.2∶1，病例在职业构成上以农民和工人居多（占 32.4%）；③地区分布：全省共有 15 个地市报告了病例，多数县区发病率较低（<2.0/10 万），从总体来看，山东省病例分布在东西方向大致呈现西低东高的趋势，在由南向北方向上大致呈先增高后降低的倒"U"型趋势。

（1）现况研究　现况研究（cross-sectional study）是对一个特定时点或时期内特定范围内的人群中某种（些）疾病或健康状况以及相关因素进行调查的一种方法。研究工作在特定时间点或较短时间内进完成，也称横断面研究。现况研究通过描述所研究的疾病或健康状况以及相关因素在调查人群中的分布，并按不同因素的暴露特征或疾病状态进行比较分析，从而为建立病因假设、卫生决策提供证据。例如，为了探讨中国老年重度瓣膜性心脏病（VHD）患者合并冠心病（CHD）的危险因素。连续入选 2021 年 9 月至 2022 年 3 月在全国 18 家三甲医院诊断为老年重度 VHD 的患者。收集入选患者的临床资料分析合并 CHD 的危险因素，建立病因假设。

现况研究的主要特点：①设计阶段不设对照组；②特定的时点或时期；③确定因果联系受限；④对研究对象固有的暴露因素可以作因果推断（如性别、种族、血型）；⑤用现在的暴露（特征）来替代或估计过去情况［暴露因素长时间变化不大，已知研究因素的变化规律，回忆过去的暴露（特征）极不可靠时］；⑥定期重复进行可获得发病率资料。

现况研究分为普查和抽样调查：①普查（census），是指在特定的时间内对特定范围内的人群进行全面调查。避免了抽样误差，但费时费力。②抽样调查（sampling survey），从总体中随机抽取一定数量具有代表性的观察单位组成样本，用样本信息推断总体特征。省时省力，但方法较复杂。

案例 2-2：现况研究举例。

为了解南昌市社区老年人轻度认知功能障碍（MCI）的患病率及相关危险因素，研究者采用简易精神状态检查（MMSE）量表、日常生活能力评定（ADL）量表、总体衰退量表（GDS）等，按照 2006 年欧洲阿尔茨海默病协会 MCI 工作小组确立的标准对社区老年人进行 MCI 筛查，计算 MCI 的患病率。结果显示南昌市社区老年人 MCI 患病率较高，高龄、离婚或丧偶、低文化程度、低收入老年人是 MCI 的高危人群，应加强重点监测。

该研究为特定范围人群的患病率及其影响因素调查，属现况研究（又称横断面研究）。

（2）生态学研究　生态学研究（ecological study）又称相关性研究（correlation study），属于描述性研究的一种，它是在群体的水平上研究某种因素与疾病的关系，以群体为观察和分析单位，通过描述不同人群中某因素的暴露状况与疾病的频率，分析该暴露因素与疾病的关系。

生态学研究的主要特点：①以群体为单位（最基本的特征）；②初步探索群体中某因素暴露与疾病的关系；③无法得知个体的暴露与效应间的关系；④探索病因线索的一种方法；⑤粗线条的描述性研究。

生态学研究类型可分为：①生态比较研究（ecological comparison study）。观察不同人群或地区某种疾病的分布，然后根据疾病分布的差异，提出病因假设；②生态趋势研究（ecological trend study）。连续观察不同人群中某因素平均暴露水平的改变与某种疾病发病率、死亡率变化的关系，了解变动趋势，通过比较暴露水平变化前后疾病频率的变化情况，判断某因素与某疾病的联系。

案例 2-3：生态学研究举例。

《中国大陆地区新型冠状病毒肺炎的时空聚类分析及其与环境因素关系的关联性研究》（杨淑琴，中国医科大学硕士学位论文，2022），该论文基于地理信息系统（Geographic Information System，GIS）的方法，通过收集 2020 年 1 月 15 日至 2020 年 2 月 25 日中国大陆 366 个地区新型冠状病毒肺炎（COVID-19）的日发病数资料和气象数据资料，描述气象因素特征。结果 Logistic 回归模型显示，输入风险指数、平均湿度和 PM2.5 的 OR 值分别为 2.443、1.025 和 1.035，而平均温度和 PM10 的 OR 值为 0.987 和 0.959。因此输入风险指数、平均湿度和 PM2.5 与新型冠状病毒肺炎的时空聚集呈正相关，而平均温度和 PM10 与新型冠状病毒肺炎的时空聚集呈负相关。

2. 分析性研究

分析性研究实际上是一种纵向研究，包含队列研究和病例对照研究两种类型。这两种研究方法在临床科研中都较为常见。

（1）队列研究　队列研究（cohort study）的结构模式如图 2-3 所示。队列研究是将某特定人群分为不同暴露无遗水平的亚组，比较不同亚组之间结局的差异，从而判定暴露因子与结局之间有无因果关联及关联大小的一种观察性研究方法。如案例 2-4，将美国 2019—2020 年全国医院住院患者作为一个样本，一组人群患有 COVID-19，为暴露组，被怀疑与死亡、心源性休克以及急性肾损伤等疾病的发生有关。另外一组未患 COVID-19，为非暴露组。这两个组的研究对象都被同样地追踪一个时期，观察并记录在此时期研究疾病的发生或死亡情况。

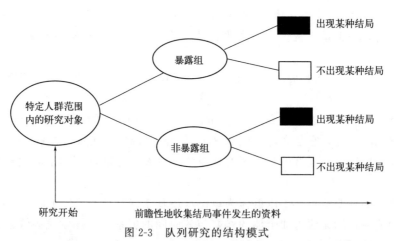

图 2-3　队列研究的结构模式

案例 2-4：队列研究举例。

COVID-19 with Stress Cardiomyopathy Mortality and Outcomes Among Patients Hospitalized in the United States: A Propensity Matched Analysis Using the National Inpatient Sample Database（Monique G Davis. from Elsevier-PMC COVID-19 Collection，2023），该研究探讨了 COVID-19 对 Takotsubo 心肌病（Takotsubo cardiomyopathy，TTC）患者结局的影响。研究者收集美国 2019—2020 年全国住院患者的数据，共纳入 83215 名 TTC

患者，其中 1665 名（2%）患 COVID-19。通过观察，研究结果显示，与未患 COVID-19 的 TTC 患者相比：①患 COVID-19 者的院内死亡率、心源性休克以及急性肾损伤的概率更高；②患 COVID-19 者的住院时间更长，总费用更高；③患 COVID-19 者中男性、非白人（黑人、西班牙裔和亚太岛民）的占比相对较高。

队列研究的主要特点：①属观察性研究方法；②须设立对照组（往往以"非暴露组"或"暴露等级较低组"为对照组）；③观察方向："因→果"；④能确证暴露与疾病的因果联系；⑤暴露可以分等级，便于计算剂量-反应关系。

队列研究的研究类型：①前瞻性队列研究。研究对象的分组是根据研究对象现时的暴露状况而定的，此时研究的结果还没有出现，需要前瞻性观察一段时间才能得到。②历史性队列研究。根据过去记载的有关暴露情况划分为暴露组与非暴露组，把观察的起点放到过去某一时段，分析从过去到现在这一时段两组的发病率或死亡率。③双向性队列研究。即在历史性队列研究的基础上，继续前瞻性观察一段时间，它是将前瞻性队列研究与历史性队列研究结合起来的一种模式，因此兼有前瞻性队列研究和历史性队列研究的优点，且相对地在一定程度上弥补了各自的不足。

（2）病例对照研究　病例对照研究（case-control study）是 20 世纪 50 年代之后陆续发展起来的一种流行病学方法，是选定患有某病的人群（病例组）和未患有该病的人群（对照组），分别调查其既往暴露于某个（或某些）可能危险因子的情况和程度（图 2-4），以分析推断暴露危险因子与某病有无关联及其关联程度大小的一种观察研究方法。

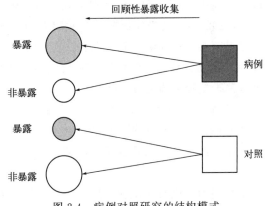

图 2-4　病例对照研究的结构模式

论文《南昌市老年人阿尔茨海默病的影响因素》（赖玉清等，中国老年学杂志，2018），该论文为探讨老年人阿尔茨海默病（AD）的影响因素，以某城市的五个社区为研究现场，筛选出新 AD 患者 59 例为病例组，根据匹配设计的原理，按 1∶2 比例选取同社区认知功能正常居民 118 例作为对照组进行研究。用 SPSS19.0 软件对数据进行单因素及多因素 Logistic 回归分析，结果表明高文化程度、经常体育锻炼、参加社会活动可能是 AD 的保护因素，而 AD 家族史、尿 AD7c-NTP 则是 AD 的危险因素。

这种将研究对象分为病例组和对照组的分析性研究就是病例对照研究。

病例对照研究的主要特点：①属于观察性研究。②须设立对照。③由果到因追溯调查。④仅可判断暴露与疾病的统计学关联；不能确证暴露与疾病的因果关系。⑤研究因素可以有多项 [如吸烟与肺癌的关系，年龄、性别、家族遗传史等都是影响因素，通过合理设置对照（匹配）或多因素分析、分层分析等分析暴露与疾病的真实联系强度]。

病例对照研究的类型：①病例与对照不匹配。从设计所规定的病例和对照人群中分别抽取一定量的研究对象，对照组人数≥病例组人数，对照组应能代表产生病例的人群。②病例与对照匹配。要求对照在某些因素或特征上与病例保持一致，目的是对两组进行比较时排除匹配因素的干扰。主要分为：a.频数匹配（又称成组匹配）。匹配因素所占的比例在对照组与病例组一致。b.个体匹配（1：R）。以病例和对照个体为单位进行匹配。

（二）实验法

实验性研究/实验流行病学（experimental epidemiology），是将来自同一总体的研究对象随机分为实验组和对照组，实验组给予干预措施后，前瞻性随访并比较干预措施效果。临床的随机对照试验，即是最常用的实验性研究方法。下面以随机对照试验（randomized controlled trial，RCT）为例，介绍实验性研究。

案例 2-6：随机对照试验举例。

Baricitinib versus dexamethasone for adults hospitalised with COVID-19 (ACTT-4)：a randomised，double-blind，double placebo-controlled trial（Cameron R Wolfe. Lancet Respir Med，2022），该研究比较了巴瑞替尼（baricitinib）与地塞米松（dexamethasone）联合瑞德西韦（remdesivir）预防COVID-19患者进展为机械通气或死亡的疗效。研究者设计了随机、双盲、双安慰剂对照试验。研究对象选择美国、日本、韩国等国家的67家医院，确诊患有COVID-19、大于18岁、无机械通气的住院患者。患者被随机分配（1：1）接受巴瑞替尼、瑞德西韦和安慰剂，或地塞米松治疗。研究结果显示巴瑞替尼联合瑞德西韦和地塞米松联合瑞德西韦在29天内未发生机械通气或死亡的不良事件，但安慰剂组地塞米松发生不良事件。

本案例为随机对照试验（RCT试验），将研究人群随机分为试验组和对照组，随访并比较两组效应的差别，以判断干预措施的效果。

1.RCT试验的基本原则

（1）随机原则　随机化是科研设计的重要原则之一，随机主要指随机分组和随机抽样。随机分组是要保证试验对象分到每个组别的概率是相等的；随机抽样是要保证所有总体研究对象都有相同的机会被抽取到，包括简单随机抽样、分层随机抽样、系统随机抽样、多阶段随机抽样等。

（2）对照原则　尺有所短，寸有所长。只有通过比较，才能更有效地解决科研问题；设立对照的目的是排除一些非处理因素的干扰。不管是评价药物疗效还是某种新干预模式的效果，如若不设置对照组，将会影响实验结果的可信性和重复性。对于RCT试验，设置对照是否合理，将直接影响实验性研究的科学性。如案例2-7为对照设置不合理，案例2-8则未能处理好安慰剂效应。

案例 2-7：对照设置不合理案例。

某研究观察护理干预对乳腺癌患者术后生活质量的影响。以2021年1～12月在某医院进行乳腺癌根治术的患者作为干预组，以2020年1～12月在该院进行乳腺癌根治术的患者作为对照组。

案例 2-8：对干预组过度关注的案例。

某研究分析膳食干预对糖尿病患者血糖的影响，将糖尿病患者随机分为两组。干预组协助制订营养饮食计划，并定期进行膳食调查、生活质量调查等，对照组未给予饮食计划。随访一定时间后，比较两组的血糖等指标变化情况。

案例分析：

本案例对干预组有过度关注的倾向，容易产生安慰剂效应。由于干预组人群经常接受研究人员的膳食指导及相关调查，他们会有一种被关注的心理，因而可能会主动采取措施积极降低血糖，由此对血糖降低产生正面效应，容易混淆膳食干预的效果。干预研究中，干预组和对照组一旦分配好，除干预措施不同之外，其他如随访时间、次数、调查人员等都应一致。该研究最好给予对照组相同的随访次数，否则对干预组过多地关注，容易夸大干预措施的作用。

常见的对照形式如下。①标准对照：用现有的标准疗法或药物作为对照（最常用，风险较小）。②安慰剂对照：主要是消除心理作用等因素的影响。③空白对照：对照组不给予任何干预措施，该对照形式必须慎用（考虑是否符合伦理）。④实验对照：对照组不施加处理因素，但施加某种与处理因素有关的实验因素。⑤自身对照：也称为自身交叉对照。因实验与对照在同一受试对象身上进行，其应用受一定条件的限制，结论的推导应慎重（如治疗前后比较）。⑥交叉对照：研究对象随机分为 A、B 两组，第一疗程 A 组干预、B 组对照，第二疗程 B 组干预、A 组对照（注意洗脱期）。⑦相互对照：几种实验组互为对照，比较几种处理因素的实验效应的强弱（如不同给药剂量、不同给药途径、不同疗程）。⑧历史对照：用过去的研究结果作为对照。

（3）重复原则　医学研究中的重复通常有两重含义：一是指研究结果要有重复性，即研究结果要经得起多次重复研究的验证。二是指研究的个体结果要有重复性，即要有一定数量研究个体的重复观察结果才能证明结果的可靠。这里的"一定数量"也就是样本含量。一般来讲，我们更关心的是第二重含义，即研究的样本含量问题。样本量越大，重复次数越多，试验方法重复的稳定性越好，说明试验结果的可信度越高，越接近真实情况。

（4）盲法　盲法（blinding）的应用，主要是为了控制信息偏倚。①单盲：研究对象不知分组情况（较容易实现，也是随机对照试验的最低盲法设计要求，安慰剂对照就是单盲）；②双盲：研究对象、研究者不知分组情况；③三盲：研究对象、研究者、负责资料收集者均不知分组情况。

2. 实验性研究的特点

（1）属于前瞻性研究　实验性研究的研究方向为从因到果，干预在前，效应在后。

（2）随机分组　采用随机方法将研究对象分配到试验组和对照组，保证每个个体都有同等机会被分配到试验组或对照组，目的是控制偏倚和混杂。

（3）具有均衡可比的对照组　对照组除处理因素与试验组不同之外，其他条件应尽可能相同。

（4）有人为施加的干预措施。

特别注意的是，一个完整的现场试验研究应具备以上基本特点，如果一项实验研究缺少其中一个或几个特征，这种实验称为类实验（quasi-experiment）。实际研究中的类实验多指受条件所限不能随机分组或不能设立平行对照时进行的实验研究。

3. 实验性研究的分类

（1）临床试验（clinical trial）　以患者为研究对象，用于评价药物或治疗方案的效果，也可用于观察药物的不良反应。

（2）现场试验（field trial）　在某一特定的环境下，以自然人群为研究对象，常用于评价疾病预防措施的效果。

（3）社区试验（community trial）　以社区人群整体为干预单位，常用于评价不易落实到个体的干预措施的效果。

（三）二次研究

二次研究则不同于原始研究，它是在原始研究基础上的再加工。包括系统评价、临床指南和卫生技术评估等。

1. 系统评价

系统评价（systematic reviews）系针对某一具体临床问题，用科学评价方法筛选出符合质量标准的文献，进行定量或定性合成，以提供最新知识和决策依据，改进临床实践。

系统评价既是一种研究方法，也是一个完整的研究过程，其研究的四个阶段及步骤详见表2-1。而原始文献的质量，系统评价的方法，评价者的专业知识、认知水平和观点等将直接影响系统评价的质量。

表 2-1　系统评价的四阶段 9 步骤

四阶段	9 步骤
第一阶段：确定系统评价题目	1. 确定题目
	2. 撰写系统评价研究方案
第二阶段：制订系统评价方案	3. 检索文献
	4. 筛选文献
	5. 评价文献质量
第三阶段：完成系统评价全文	6. 提取数据
	7. 分析和报告结果
	8. 解释结果，撰写报告
第四阶段：更新系统评价	9. 更新系统评价

2. 临床指南

临床指南（clinical guideline）系官方政府机构或学术组织形成的医疗文件，是针对某一特定的临床问题，系统制定出的帮助临床医师和患者作出恰当处理的指导性意见，其目的是提高医疗质量和控制医疗费用的不断上涨。如美国国立指南数据库（National Guideline Clearinghouse，NGC）是由美国卫生健康研究与质量机构（Agency for Healthcare Research and Quality，AHRQ）、美国医学会（American Medical Association，AMA）和美国健康计划协会（American Association of Health Plans，AAHP）联合建立的循证医学临床实践指南数据库，其收录了来自全世界300多个指南制定机构提供的上千个覆盖多种病症的预防、诊断、治疗和预后等临床操作指南的结构性摘要，用户可免费检索，并可通过链接读取全文。

3. 卫生技术评估

卫生技术评估（health technology assessment，HTA）是指对卫生技术的技术特性、安全性、有效性、经济学特性（成本-效果、成本-效益、成本-效用）和社会适应性（社会、法律、伦理、政治）进行系统全面的评价，为各层次决策者提供合理选择卫生技术的科学信息和决策依据。

三、统计学方法在医学科研设计中的应用

统计学是进行医学研究的重要工具，科研设计的每一步都可能涉及统计学方法的应用。有学者对英文权威医学期刊所刊登的论文进行评价，发现统计学错误率高达52%～78%，不容小觑。正确应用统计学方法，对有效开展科学研究、提高医学科研论文的学术质量具有十分重要的意义和作用。

（一）医学科研设计中统计学方法的选择

统计学方法选择的核心要素分别为研究目的、数据类型和特征以及研究设计的类型。

1. 研究目的

不同的研究目的将影响统计方法的选择。①统计描述类：此类研究一般是观察某些指标的分布情况，如某种疾病的患病率或者某个指标的水平，一般只做统计描述，不做统计检验，如算数均数（arithmetic mean）、中位数（median）、标准差（standard deviation）、百分比、频数分布等。②正常值范围类：估计总体参数，如95%可信区间等。③统计推断类：主要目的是对比几组间的指标差异是否有统计学意义，或者是否高于某个目标值，包括比例的比较、均值的比较、分布的比较等，如 t 检验、卡方检验、方差分析、秩和检验等。④关联分析类：探讨变量之间的关系，或者自变量（影响因素）对因变量（结果变量）的影响大小等，如线性相关、线性回归、Logistic 回归、Cox 回归、生存分析等。

2. 数据类型和特征

（1）数据类型

① 计量资料：数值变量资料，每一个观察对象都有一个数值，且大小差异有意义。例如，血红蛋白（g/L）、住院天数（天）、产前检查次数（次）、住院费用（元）。

② 计数资料：又称定性资料，是将事物按不同的属性归类，清点每一类的数量多少所得到的资料。例如，性别：男、女（二分类）；治疗效果：无效、有效（二分类）；实验室检验：－、＋（二分类）；血型：A、B、AB、O（多分类）。

③ 有序资料：有序资料处于计量资料和计数资料之间，其观察指标虽然也是定性的，但各类别间存在着次序或程度上的差异，也称半定量资料或等级资料。例如，治疗效果：无

效、好转、显效、治愈；实验室检验：－、＋、＋＋、＋＋＋。

（2）数据特征　包括：分布特征（正态、偏态）、方差齐性、理论数大小、样本量大小。任何统计方法都有自己的适用条件，只有当某个或某些条件满足时，统计计算公式才成立。适用条件可根据数据特征来判断。

统计分析方法选择的思路见图2-5。

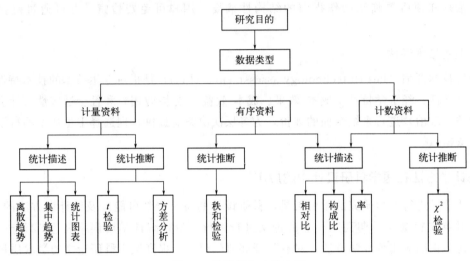

图 2-5　统计学方法的选择

3. 研究设计的类型

研究设计很大程度上决定了统计分析方法。常用的研究设计类型列举如下。

（1）完全随机设计（completely randomized design）　用于两组或多组比较，是最常见、最易实施的实验设计方案。将研究对象随机分配到几个组，然后进行实验。

（2）配对设计（paired design）　系将具有相似特征的研究对象配成对子，然后再将每个对子的对象随机分配到两个组进行实验。常见形式：①同源配对（如样品一分为二）；②异源配对（按性别、体重、年龄配对）；③自身前后配对（试验前后的对比）。

（3）随机区组设计（randomized blocks design）　试验原本的目的是考察"k 水平"的实验因素（处理因素），但根据专业知识推测，可能存在某个重要的"非处理因素"。如果不考虑它，只做完全随机设计，可能导致各处理组间的这个重要的"非处理因素"分配不均衡。随机区组设计是将研究对象按这个非处理因素的取值由小到大排列，依次将相邻的 k 个对象分成一个区组，配成 n 个区组，每一区级含有 k 个试验单元，n 个区组完成 n 次重复试验。

（4）拉丁方设计（Latin square design）　实验同时涉及两个"k 水平"的区组因素。将研究对象按拉丁方阵排列，再把行和列分别随机分配，然后进行实验。

（5）交叉设计（crossover design）　实验涉及两种处理因素，对研究对象先后实施两种处理，以比较各处理组间的差异。可以采用完全随机设计或随机区组设计方法来安排。但应注意交叉设计中的两种处理方法不能相互影响，两种处理之间应有洗脱期（washout period）。

（6）析因设计（factorial design）　考虑各处理因素之间的交互作用。实验同时涉及两个或多个处理因素。将各处理因素的各个水平进行交叉组合，并将受试对象完全随机分配至各组（各因素的地位平等，同时施加），对各种可能的组合都进行试验。

（7）正交试验设计（orthogonal experimental design）　实验同时涉及多个实验因素，但因素间的交互只考虑某些重要的一级交互作用，不需要考虑各因素间的复杂交互作用。可用正交表安排多个因素。

（8）重复测量设计（repeated measurement design）　考察一个具有 n 个水平的实验因素，将受试对象随机分成 n 个组，在 k 个不同时间点，对每组的所有受试对象进行重复测量，以了解接受不同处理的受试对象体内某些定量指标随时间的动态变化。k 个不同时间点是同一受试对象身上重复观察到的数据，必须写在同一行，以便统计分析；重复测量因素可以是时间，也可以是不同部位等。

（二）统计学方法在医学科研设计中的应用及注意事项

医学科研设计离不开统计学方法的正确应用，以下将结合实例，围绕科研设计的核心——随机、对照、重复、均衡等原则，介绍统计学方法在医学科研设计中的应用及注意事项。

1. 随机抽样和随机分组

（1）完全随机设计的分组　完全随机设计是单因素两水平或多水平的实验设计方法，将同质的受试对象随机地分配到实验组和对照组，再观察其效应（图2-6）。

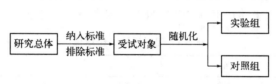

图 2-6　完全随机设计分组

案例 2-9：完全随机设计分组示例。

某医生为了研究一种降血脂新药的临床疗效，按统一纳入标准选择120名患者，采用完全随机设计方法将患者等分为4组进行双盲试验。问如何进行分组？

案例分析：

① 先将120名高脂血症患者按1至120编号，见表2-2第一行。

② 产生随机数字，从随机数字表中任一行开始，如第5行第7列开始，依次读取三位数作为一个随机数录于编号下，见表2-2第二行；或利用电脑产生随机数字。

③ 将全部随机数从小到大编序号（数字相同的按先后顺序编序号），将每个随机数对应的序号记在表2-2第三行。

④ 分组，规定序号1～30为甲组，序号31～60为乙组，序号61～90为丙组，序号91～120为丁组，见表2-2第四行。

表 2-2　完全随机设计分组结果

编号	1	2	3	4	5	6	7	8	9	10	⋯	119	120
随机数	260	873	373	204	056	930	160	905	886	958	⋯	220	634
序号	24	106	39	15	3	114	13	109	108	117	⋯	16	75
分组	甲	丁	乙	甲	甲	丁	甲	丁	丁	丁	⋯	甲	丙

（2）配对设计的分组　配对设计是将受试对象按一定条件配成对子，再将每对中的两受试对象随机分配到不同处理组。配对因素为可能影响实验结果的主要混杂因素。如动物实验的"窝别、性别、体重等"；又如临床试验的"患者病情轻重、性别、年龄、职业等"。

从配对的选择范围上可将配对分为狭义配对和广义配对。①狭义配对：将两个条件相同或相近的受试对象配成对子。②广义配对则包括：a.同一受试对象分别接受两种不同的处理；b.实验前后配对。

配对设计的优点：①与完全随机设计相比，能提高组间均衡性和检验功效；②样本含量较小。

配对设计的缺点：配对失败或配对欠佳时，反而会降低效率。

案例 2-10：配对设计分组示例。

拟将 10 对受试者随机实施甲、乙处理，采用配对实验设计，每对中一个受试者接受甲处理，另一个接受乙处理。

案例分析：

先将受试者编号，第一对第一受试者编为①，第二受试者编为②，…，再按预先确定的随机化方案，从随机数字表第 2 行第 1 列开始，舍去 10～19 之间的数字，并规定单数取甲、乙顺序，双数（0 作为双数）取乙、甲顺序（表 2-3）。

表 2-3　配对设计分组结果

受试者号	1	2	3	4	5	6	7	8	9	10
	①②	①②	①②	①②	①②	①②	①②	①②	①②	①②
随机数	8	7	6	2	5	9	0	1	4	3
处理	乙甲	甲乙	乙甲	甲乙	乙甲	甲乙	乙甲	甲乙	乙甲	甲乙

（3）随机区组设计的分组　随机区组设计是将受试对象按性质相同或相近者（主要影响因素）组成 n 个区组，每个区组中将 k 个受试对象随机分配到 k 个处理组中去（图 2-7），其区组因素可以是第二处理因素，也可以是一种非处理因素。

随机区组设计的优点：组间均衡性较好，减少了误差，提高了实验效率；缺点：要求区间内受试对象与处理数相等，实验结果中若有数据缺失，统计分析较麻烦。

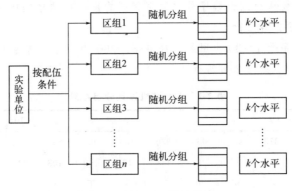

图 2-7　随机区组设计分组

案例 2-11：随机区组设计分组示例。

如何按随机区组设计，分配 5 个区组的 15 只小白鼠接受甲、乙、丙三种抗癌药物？

案例分析：

先将小白鼠的体重从轻到重编号，体重相近的 3 只小白鼠配成一个区组，见表 2-4。在随机数字表中任选一行一列开始的 2 位数作为 1 个随机数，如从"第 8 行第 3 列"开始记录；在每个区组内将随机数按大小排序；各区组内序号为 1 的接受甲药、序号为 2 的接受乙药、序号为 3 的接受丙药，分配结果见表 2-4。

表 2-4 五个区组小白鼠按随机区组设计分配结果

区组号	1			2			3			4			5		
小白鼠	1	2	3	4	5	6	7	8	9	10	11	12	13	14	15
随机数	68	35	26	00	99	53	93	61	28	52	70	05	48	34	56
序号	3	2	1	1	3	2	3	2	1	2	3	1	2	1	3
分配结果	丙	乙	甲	甲	丙	乙	丙	乙	甲	乙	丙	甲	乙	甲	丙

2. 实验设计样本量估计

（1）影响样本量估计的因素　包括：①可信度（credibility），（$1-\alpha$）或Ⅰ类错误（typeⅠ error）的概率 α；②检验效能（power），（$1-\beta$）或Ⅱ类错误（typeⅡ error）的概率 β；③总体标准差 σ 或总体率 π；④容许误差 δ。在实验设计初期，上述因素的取值多由预试验，或查阅文献，或经验估计获得；δ 值可由专家确定。

（2）样本量估计　样本量的估计有查表法和计算法两种。计算法根据对变量或资料所采用的检验方法的不同可分为：①单样本均数的比较或均数的配对检验（交叉设计也用该公式）；②两样本均数检验；③单样本率检验；④配对二分类资料的 χ^2 检验；⑤两样本率检验。

不同检验方法的样本量估计公式详见表 2-5。

表 2-5 不同检验方法的样本量估计公式

检验方法	样本量估计公式	备注
单样本均数的比较 均数的配对检验 交叉设计	$N = \left[\dfrac{(Z_{\alpha/2}+Z_{\beta})\sigma}{\delta}\right]^2$	若为单侧检验，则改为 Z_α
两样本均数检验	$N = \left[\dfrac{(Z_{\alpha/2}+Z_{\beta})\sigma}{\delta}\right] \cdot (Q_1^{-1}+Q_2^{-1})$	$Q_1=n_1/N$，$Q_2=n_2/N$，$N=n_1+n_2$，$Q_1+Q_2=1$ 此式适用于大样本
单样本率检验	$N = \left[\dfrac{(Z_{\alpha/2}+Z_{\beta})}{\delta}\right]^2 \cdot \pi_0 \, (1-\pi_0)$	$\delta = \mid\pi_1-\pi_0\mid$，其中 π_0 为已知总体率，π_1 为预期结果的总体率
配对二分类 资料的 χ^2 检验	$N = \left[\dfrac{Z_{\alpha/2}\sqrt{2\bar{\pi}}+Z_\beta\sqrt{2\,(\pi_1-\pi_2)\,(\pi_2-\pi)\,/\bar{\pi}}}{(\pi_1-\pi_2)}\right]^2$	π_1、π_2 为两总体的阳性率 $\pi = (\pi_1+\pi_2-2\pi)/2$
两样本率检验	$N = \left[\left(\begin{array}{l}Z_{\alpha/2}\sqrt{\pi_c\,(1-\pi_c)\,(Q^2+Q^2)}+\\ Z_\beta\sqrt{\pi_1\,(1-\pi_1)\,/Q_1+\pi_2\,(1-\pi_2)\,/Q_2}\end{array}\right)/(\pi_1-\pi_2)\right]^2$	π_c 为两总体合计率 $\pi_c=Q_1\pi_1+Q_2\pi_2$

思考题:

1. 谈谈医学科研选题的原则。
2. 请结合实例,谈谈医学科研设计的步骤。
3. 请试着列举常用的医学科研设计方法。
4. 医学科研设计中统计学方法选择及应用的要素有哪些?

(吴 磊 彭鸿娟 张朗朗 芮媛媛)

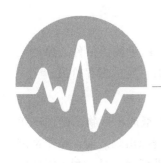

第三章

文献检索与阅读

文献资源是获取信息的基础和来源，从古老的竹木简牍、羊皮纸书到今天的纸质文献、网络电子资源，都是人们传递、交流、保存和获取知识与信息最重要的渠道。对文献资源的认识和掌握，是人们获取和利用信息的重要保障。本章主要阐述文献及文献检索的概念、医学文献的类型与特点、文献检索的方法及步骤、常用文献检索数据库等。

≫ 第一节　文献及文献检索

一、文献的概述

从学术的角度看，文献（document）是用于记录群体或个人在政治、文化、军事、宗教等方面活动的文字档案。国际标准化组织《文献情报术语国际标准（草案）》（ISO/DIS5217）的注解是："文献——在存贮、检索、利用或传递记录信息的过程中，可作为一个单元处理的，在载体内、载体上或依附载体而存贮有信息或数据的载体。"《中华人民共和国国家标准　文献著录总则》（GB3792.1—83）的定义为："文献——记录知识的一切载体。"其基本涵义是相同的，都强调了文献的三个基本属性，即文献的知识性、记录性和物质性。

文献是记录、积累、传播和继承知识的最有效手段，也是人们获取知识的最基本、最主要的来源。通过文献的记录、整理、传播和研究，人类得以将对自然和社会的各种认识加以积累和总结，从而使知识能够突破时空的局限而薪火相传。文献的内容是人类在特定社会历史阶段的知识水平的反映，而文献的存在形式（如书写工具、记录方式、传播形式等）则受到特定科技文化发展水平的影响。

文献通常包括图书、期刊和典章等，具有历史价值和研究价值，是开展科学研究工作的基础。从某种意义上说，所有科学研究都必须建立在对文献资料的广泛搜集和充分占有的基础上，并通过对资料内容的分析，探索其内在逻辑关联，从而更深入地进行研究。

二、医学文献的类型与特点

医学文献（medical document）是指与医学相关的文献资料。按照不同的划分方法，医学文献可以划分为不同的类型。

（一）按载体类型划分

医学文献按载体类型可分为书写型、印刷型、缩微型、视听型和电子型文献。

1. 书写型文献

书写型文献（written document）一般是指书写在竹简、绢纸上的手稿、信件、原始记录等，通过手工书写或誊抄的方式记录在载体上。这类文献一般具有一定的保存价值。

2. 印刷型文献

印刷型文献（printed document）主要以纸张为信息载体，形成纸质出版物，是图书馆收藏文献的主要类型。印刷型文献最大的优点是信息广泛，在电子资源出现之前，纸质文献是最重要的信息资源类型；同时纸质信息资源更便于阅读，无需借助任何工具，利于深度阅读。然而，纸质信息资源也存在一定的缺点，首先，其收藏、管理需要更多空间和人力；其次，借阅存在一定不便，例如，借阅藏书往往受图书馆服务地点和开馆时间的限制，很难与其他图书馆共享文献资源。

3. 缩微型文献

缩微型文献（microform document）是以感光材料为存储载体，并以缩微照相方法作为记录手段，收缩文献而形成复制文献。它分为缩微胶卷、缩微胶片和缩微照片等。缩微型文献体积小、存储密度高、很大程度上节省了空间，但是必须借助电子阅读器进行阅读。

4. 视听型文献

视听型文献（audio-visual document）又称"声像资料"或"视听资料"，系指利用声像技术直接记录声音和图像，然后通过播放手段给人以听觉、视觉双重感受的文献。它可分为音频资料、视频资料和音像资料等，一般包括唱片、录音带、电影胶片、录像带、激光盘等。这类文献直接记录声音和图像，既能使文字记载的文献再现，又能脱离文字形式而直接记录各种声音与图像，如肺部听诊的呼吸音、微生物繁殖过程等，具有以声传情、形象逼真、声像并茂的特色；尤其是可以运用放大或缩小、加速或减慢、剪辑合成等手法，充分发挥其动态的特殊效果，其作用为一般印刷型和缩微型文献所无法比拟。

5. 电子型文献

电子型文献（electronic document）也称为数字型文献（digital document），是指把信息和知识记录通过计算机存储或通过网络通信传输给用户终端供人使用的出版物。具体而言，就是通过一定的编码设计把文献变成数字或机器语言，输入到计算机中，并在必要时输出。随着计算机存储技术和网络通信的普及，电子文献得到迅速发展，网络数据库、电子期刊、网络全文图书等电子型文献已经成为最重要的信息获取渠道，也是图书馆文献资源收藏的重要组成部分。

（1）参考数据库（reference database）　又称书目数据库，主要指二次文献数据库，包含各种数据、信息或知识的原始出处和属性。数据库中的记录是在对数据、信息或知识（如编目、摘要、索引、分类等）进行再处理和过滤而后形成的。既有对图书内容的报道，也有对期刊论文、会议论文、专利、学位论文等进行内容和属性的认识与处理，如 Web of Science、SciFinder 和 Ei Compendex 等。目前，许多参考数据库会提供全文链接。

（2）全文数据库（all-text database）　是指有原始文献全部内容的数据库，主要包括期刊论文、会议论文、政府出版物、研究报告、法律条款和案例以及商业信息等。主要类型有电子图书、电子期刊和电子报纸。

① 电子图书（electronic book）：又称 e-book，是指通过计算机网络以数字形式传播信

息，并在计算机等设备的帮助下阅读的图书。构成电子图书的三要素是内容、阅读器和阅读软件。

② 电子期刊（electronic journal）：电子期刊有广义和狭义之分，狭义上的电子期刊指从投稿、编辑、出版、发行、订购、阅读到读者反馈，全过程都是在线上进行，任何阶段都不需要纸质出版物。广义上的电子期刊指狭义之外的网络上出版发行的电子期刊，如与印刷型期刊平行出版的电子期刊，在出版纸质出版物的同时提供线上服务。

③ 电子报纸（electronic newspaper）：电子报纸最初指传统报纸的电子版，后来电子报纸逐渐演变成信息量更大、服务更加充分的网络新闻媒体。电子报纸必须具备两个条件：一是要有固定出版周期和栏目结构等传统印刷报纸的特征；二是通过电脑、手机等阅读设备阅读，并依靠互联网发行。

（3）事实数据库（factual database）　指包含大量数据和事实并直接提供原始资料的数据库，它分为数值数据库、指南数据库、术语数据库等，相当于印刷型文献中的字典和手册等。

① 数值数据库：是指通过数值的方式表示数据，如统计数据库、化学反应数据库等。

② 指南数据库：是指如公司名录、产品目录等一类的数据库。

③ 术语数据库：专门存储名词术语信息、词语信息等的数据库，如电子版百科全书、网络词典等。

（4）搜索引擎（search engine）和分类指南（classification guide）　搜索引擎主要是使用一种计算机自动搜索软件在互联网上检索，将检索到的网页编入数据库中，并进行一定程度的自动标引。当用户使用并输入检索词，搜索引擎将其与数据库中的信息进行匹配，然后产生检索结果，例如常用的百度等。分类指南是将搜索到的网页按主题内容组织成等级结构（主题树），用户按照这个目录逐层深入，直到找到所需信息。通常搜索引擎与分类指南是结合在一起的，例如新浪等。

（5）网络学术资源学科导航（network academic resources subject navigation）　是对网络上的公开信息加以筛选、整理，从而形成完整学科导航系统，并按学科进行组织，为教学、科研、技术人员提供各类学术信息。与搜索引擎和分类指南不同的是，网络学术资源学科导航库通常是由信息机构单独或联合构建的。

（6）FTP 资源　FTP（file transfer protocol）意为文件传送协议，是互联网上最早应用的协议之一，它允许用户远程登录到远端计算机，将文件传输到自己的计算机，或把自己的文件传输到远端计算机系统上。所谓 FTP 资源，是指互联网上的 FTP 站点，其允许用户登录并下载各类数据、资料、软件等。

（7）其他　例如网站、微博、微信公众号等，也可为用户提供一些有价值的信息或动态知识。

（二）按出版类型划分

1. 图书

图书是最常见的现代出版物。联合国教科文组织（UNESCO）将篇幅（封面除外）不少于 49 页的非定期出版物称为图书，以示与期刊等连续出版物的区别。在每一种正式出版图书的版权页或其他明显部位都标有一个由 10 位或 13 位数字组成的国际标准书号（ISBN），如 ISBN 978-7-117-10172-1。ISBN 是国际通用的出版物代码，代表特定图书的特定版本，具有唯一性，读者可通过 ISBN、作者名或书名等检索和查询图书信息。

图书可分两大类：一类是供读者阅读的图书，如专著、教材等；一类是供读者查阅的图书，如字典、百科全书等。

（1）专著（monography） 即专门著作，是针对某一专题分章节做出系统、深入、全面叙述的一种著作，较完整与全面地阐述了特定主题或对象的研究情况或成果。专著可分为学术专著和普通专著。学术专著具有权威性和较高的学术价值，其受众是科研人员；普通专著则主要针对大众，其用词和用语往往较通俗易懂。

（2）教科书（textbook） 又称为教材，是根据每个专业的教学需要，阐述某一学科或专业基本知识的教学材料。教科书一般仅介绍基础知识和公认的见解，内容相对稳定。著名的医学教科书有：《格氏解剖学》（*Gray's Anatomy*）、《希氏内科学》（*Cecil Textbook of Medicine*）、《克氏外科学》（*Sabiston Textbook of Surgery*）和《尼尔森儿科学》（*Nelson Textbook of Pediatrics*）等。

（3）参考工具书（reference book/reference source） 是特定类型的图书，是根据特定需求收集有关资料，并按特定的方式加以编排，供读者查考的工具书。它具有知识性、资料性和检索性的特点。参考工具书包括百科全书、手册、年鉴、字典、词典、指南、图表等。

2. 期刊

期刊（periodical/journal/magazine）又称杂志，是一种连续出版发行的文献。期刊有相对固定的名称（刊名）、版式、篇幅和内容范围，按一定的卷期号或年月顺序号连续出版；每期发表多个作者的多篇文章，作者众多，内容不重复。期刊的内容新颖、出版周期短、信息量大（约占整个科技文献信息量的 70%，是主要信息源）。最早的期刊是 1665 年法国的《学者期刊》（*Le Journal des Savants*）和英国的《皇家学会哲学汇刊》（*Philosophical Transactions of the Royal Society*）。期刊根据内容和用途可分为理论性期刊、技术性期刊、宣传报道性期刊、知识普及性期刊、资料与检索性期刊、综述性期刊等；按出版规律可分为定期和不定期两种，定期期刊有周刊、半月刊、月刊、双月刊、季刊、半年刊等。还可按图书馆收藏时间分为现刊和过刊。同图书的 ISBN 类似，每种期刊均有一个由 8 位数字组成的国际标准连续出版物号（ISSN），例如 ISSN 0317-8471。ISSN 同样具有唯一性和专指性。著名的医学期刊有：《新英格兰医学杂志》（*The New England Journal of Medicine*）、《柳叶刀》（*The Lancet*）等。自然科学期刊有《科学》（*Science*）、《自然》（*Nature*）、《细胞》（*Cell*）等。

3. 会议文献

会议文献（transaction/meeting paper/proceedings）指的是各种会议上宣读或提交讨论和交流过的论文、报告会议纪要等文献，是重要的情报信息来源。会议文献往往在会议前或会议后制成会议文集（其中，仅有少部分参会论文会在学术期刊上正式发表）。会议文献能够展示参会研究人员的最新成果，特别是一些阶段性成果。

4. 科技报告

科技报告（scientific & technical report）指对某项科研项目的调查、实验、研究所提出的正式报告或进展报告，或科技人员对某学科或课题进行研究的阶段报告和总结报告。许多新的研究课题和高科技方面情报信息首先体现在科技报告中。科技报告的特点是有各自机构的名称和连续编号，一般是一号一册，不定期出版。

5. 政府出版物

政府出版物（government publication）指各级政府及其所属机构出版的文献资料。涉及内容比较广泛，可分为行政性文件和科技文献。行政性文件包括政府法令、规章制度、方针准则、指示决议以及各种调查统计等；科技文献包括科技报告、技术改革调查报告、科技资料和科学技术政策等，具有重要参考价值。

6. 专利文献

专利文献（patent document）指专利局公布或归档的专利相关文献，包括专利相关的说明书、公报、分类资料、检索工具等，以及专利从申请到结束全过程中包括的一些文件和资料。专利说明书是专利发明人或申请人为获得某项发明的专利权向国家专利主管部门递交的有关该发明创造的详细技术说明书，它说明该项发明的目的、用途、特点、效果，详述工艺过程、技术细节，并附图表和各种数据。专利文献反映了当时某项科技所达到的最新成就，是科学技术领域内的重要信息来源。

7. 技术标准

技术标准（technical standard）又称标准化文献或标准资料，一般指对产品质量、规格及其检验方法等所作的技术规定，是由标准及其他具有标准性质的规定组成的一种特定形式的文献体系，并且有一定的法律效力。每一项技术标准都是独立完整的文献，可分为国际标准、区域标准、国家标准、部门标准、企业标准等。技术标准可以反映当时的经济状况、技术政策和生产工艺水平，同时对新产品的研制和改进起到参考作用。

8. 产品资料

产品资料（product material）包括产品样本、标准、说明书等，是对产品的性能、原理、规格、用途、操作规程和使用方法的具体描述和说明。这些资料对产品研发、造型、设计、选用具有重要参考价值。

9. 学位论文

学位论文（dissertation）是为获得学位而撰写的论文，包括学士论文、硕士论文、博士论文。其特点是探讨问题专一，论述详细系统，数据充分，是具有一定独创性的科学研究著作。学位论文一般不在刊物上公开发表，只能通过学位授予单位或指定收藏单位获取。国家图书馆、中国科技信息研究所和中国社科院文献中心是国务院学位办指定的全国学位论文收藏单位。国外学位论文的检索工具有《国际学位论文文摘》（Dissertation Abstracts International），由美国国际大学缩微品公司编辑出版。此外，目前有相当多的数据库收集学位论文，如中国知网的《中国博士学位论文全文数据库》和《中国优秀硕士学位论文全文数据库》、万方数据知识服务平台的《中国学位论文全文数据库》等。

10. 技术档案

技术档案（technical archives）指生产、设计和科研部门在科学技术活动中形成的文件、图表、照片、原始记录等资料，包括科研规划、实施方案、任务书、协议书、病案资料、技术总结等，反映了科学技术活动的全过程，对科学研究意义重大，保密性强，仅供内部使用。

（三）按文献内容的加工深度和内容性质划分

1. 一次文献

一次文献（primary literature）即原始文献，是基于作者亲身工作经验、观察或实际科研成果创作的。一次文献由于内容的创新性，资料与数据的原始性，以及文献可在同一个学科或者相关学科的多个期刊上发表，因此具有新颖性、原始性和分散性的特点。一次文献一般包括期刊论文、专著、科技报告、专利说明书、会议论文、学位论文、技术标准等。它是人们学习参考的最基本的文献类型，也是最主要的文献情报源；是产生二次文献、三次文献的基础。此外，一次文献还具有内容具体详尽、数量庞大、种类多等特点。

2. 二次文献

二次文献（secondary literature）是对一定范围、时间或类型的大量一次文献按其特征收集整理、浓缩、加工，并按一定顺序组织编排，用于检索查找利用这些文献而编制的文献，如书目、索引、文摘、题录等。其主要功能是检索、通报一次文献，将大量分散无序的文献通过收集、整理、排序形成有序的文献集合，帮助读者在较短的时间内获得较多的文献信息，故又称为"检索性文献"或"通报性文献"。二次文献汇集性、工具性、综合性、系统性较强，可通过其查找大量分散的一次文献。

3. 三次文献

三次文献（tertiary literature）是在充分利用二次文献的基础上对一次文献做出系统整理和概括的论述，并加以分析综合编写而成的概括性文献。主要包括三种类型：①综述述评，如专题述评、总结报告、动态综述、进展通信、信息预测、未来展望等；②参考工具书，如年鉴、手册、百科全书、词典、大全等；③文献指南，如索引与文摘、服务目录、工具书目录等。三次文献来源于一次文献和二次文献，是人们掌握信息源的主要资料。其特点是：内容的浓缩性、针对性，具有参考性和指引性。

4. 零次文献

零次文献（zeroth literature）也称灰色文献，指尚未经正式发表或未进入社会交流的最原始的文献，如私人笔记、设计草图、实验记录、文章草稿、发言稿、会议记录、书信以及各种内部档案等。它是一次文献的素材，对一次文献的形成具有重要作用。其主要特点是：内容原始但不成熟，不公开交流，比较难得，所以也称之为特殊文献。

总体而言，从零次文献、一次文献、二次文献到三次文献，是由分散到集中，由无序到有序，由详到略、由繁到简地对知识信息进行不同层次的加工过程。它们所含信息的质和量是不同的，对于改善人们的知识结构所起到的作用也不同。零次文献和一次文献是最基本的信息源，是文献信息检索和利用的主要对象；二次文献是一次文献的集中精炼和有序化，是文献信息检索的工具；三次文献是根据专题或知识的门类对分散的零次文献、一次文献、二次文献进行综合分析处理，是高度浓缩的文献信息，它不仅是文献信息检索和利用的对象，也是检索文献信息的工具。

三、文献检索及其发展趋势

文献检索（document retrieval）是指收集整理特定文献，并按某种方式组织和存储，同时根据信息需求查找出相关信息的过程，又称为"文献存储与检索"（document storage and retrieval）。医学文献检索是指根据用户医学信息需求，利用医学相关检索工具或检索系统从文献集合中找出用户所需医学文献的过程。由于社会发展的高度专业化，海量医学文献信息的收集和整理通常由专业化公司或专业图书馆承担，用户只需要借助检索工具或检索系统，从文献信息集合中找出所需文献信息，同时导入各种文献管理软件，以实现对医学专题文献信息的表达、存储、组织和利用。伴随着信息技术的高速发展，文献检索呈现出智能化、可视化和个性化的发展趋势。

（一）智能化

用户期望通过简单的检索步骤就能获得高效准确的检索结果。智能文献检索符合要求，可以在一定程度上模拟人脑的思维方式，分析用户以自然语言表达的检索请求，自动形成检索策略，进行智能、快速、高效的文献检索。例如，PubMed、Embase 和中国生物医学文献服务系统都具有一定的文献检索智能化功能。

（二）可视化

文献检索的可视化是指以图像的形式向用户展示可视化数据库内容的过程。可视化检索为用户提供更丰富、更直观的信息，用户可以对相关信息进行聚类分析，以帮助用户发现新的学科研究热点；检索结果可以模仿网络环境形成拓扑结构图，在拓扑结构图中，所有相关文献或其他类型资源将被归为同类；检索过程透明、直观，使检索的过程变得更容易、更有效。

（三）个性化

文献检索的个性化是指检索系统提供内容的特色化、服务的个性化。例如，PubMed 提供的 "Manage Filters" 功能，允许用户在结果显示等方面设置其习惯的模式。My NCBI 允许用户定制个性化服务。

随着文献检索向智能化、可视化、个性化方向发展，检索界面会越来越简单友好，越来越适用于用户。用户可进行自动标引、自动文摘、自动跟踪、自动漫游、机器翻译、多媒体检索欣赏、动态链接、数据挖掘等操作，方便、及时、准确地获得所需信息。

四、文献检索的作用

信息的数量浩如烟海，人们实践获得或感兴趣的信息仅是沧海一粟。如何有序地组织这些已获得的信息并快速检索到感兴趣的信息就是文献检索需要解决的问题。文献检索是提高工作、学习和科学研究能力与水平的基本技能之一。文献检索的作用归纳起来主要有三个方面。

（一）管理信息的手段

信息的海量增长与读者对信息的特定需要之间的矛盾日益尖锐，如能第一时间掌控信息，也就把握了先机。通过文献检索可以有效地管理各种分散的信息流，在信息的海洋中快速找到所需的资料。

（二）获取知识的门径

在现代社会，如何进入知识的大门呢？文献检索就是一把金钥匙。例如，在中国知网学位论文检索系统中输入"成瘾"，只需几毫秒，系统即可检索到相关博士、硕士论文 3600 余篇，并显示中文题名、作者、学位授予单位、学位授予年度、被引、下载等题录条目，每一篇文献还可提供摘要、关键词、导师、学科专业，以及章节或全文的下载或在线阅读。

（三）科学研究的工具

文献检索对科学研究的最大功用在于节约科研人员的科研时间和经费，避免研究的低水平重复。美国科学基金委员会、美国凯斯工学院基金会及日本国家统计局的统计表明，一个科研人员用在查找和阅读信息资料的时间占完成其课题时间的 50.9%。今天，任何一个学科的科学家都无法阅读完本学科的全部文献。因此，研究人员必须利用检索工具节省查找资料的时间，或者利用信息检索系统中的文摘、综述等，节省阅读文献的时间。文献检索还可以起到科研选题论证、科研成果鉴定等方面的支持作用，可以获取科研成果的评价，避免科学研究的重复。科技界认为发明创新的五个层次中，由专业内为人熟知的常识方法解决的常规设计问题占 32%；用本专业新技术解决行业出现问题占 45%；本行业知识不够，需整合其他行业知识者占 18%；由全新的原理，接近原始创新的发明占 4%；重大科学发现导致的发明，全新系统推动科技进步者占 1%。

五、文献检索对医学生的意义和价值

对于医学专业学生，可以说文献检索技能是伴随其终身发展的一项基本技能，也是其成为一名优秀医务工作者的重要本领之一，同时也是其提高自身理论知识水平、临床技能及科研能力的有力技术支撑与保障。因此，医学生从学生时代就要重视起对文献检索技术的学习与实践，扎扎实实地掌握好这项受益终身的本领。文献检索技能对医学生在校学习、毕业实习及临床工作三个人生阶段职业生涯发展的意义详述如下。

（一）在校学习阶段

作为医学生，初涉医学课程，进入到一个新的理论领域，有些专业术语的概念、内涵不容易理解吃透。若能掌握一定的文献检索技能，则能在互联网或院校图书馆医学文献资源数据库中查找到专业术语的相关文献或详细解释的说明资料，这为医学生理解专业术语提供了充足的信息资源，也为课前预习、课后复习提供了充足的文献资料。因此，掌握了一定的文献检索技能，就相当于为医学生在校专业学习期间多请了一位学习上的随时能请教的辅导员，为进一步学习理解医学科技领域的新知识和新理论提供了信息资源。

（二）毕业实习阶段

实习是每个医学生毕业前的必经阶段，是医学生完成医学院校系统学习任务的重要组成部分，也是医学生从一名仅掌握了基本理论的"理论性人才"向具备临床技能的"实践性人才"转变的重要阶段之一（按照相关规定，医学院校学生毕业后还得进行一段时间的规范化培养，即常说的"规培"；且通过考核才可进入临床工作）。掌握一定的文献检索技能将有助于医学生临床实习及毕业论文的撰写。

1. 临床实习和学习的助手

临床实习是医学理论与实践相结合的阶段，实习生遇到疑难问题在所难免。加之带教老师临床工作繁忙，要满足实习生随时咨询疑难问题的需求，在时间上难以保证。掌握一定的文献检索技能就能帮助实习生通过互联网或实习医院图书馆的医学数据库快速查找到相关疑难问题的解决方案。

2. 毕业论文的信息资源保障

毕业论文是每一位医学生毕业前夕务必完成的一项重要的学习任务。毕业论文的撰写，除需掌握写作的基本框架、构成要素外，还应事先做好选题、拟题工作以及充分了解国内外相关领域的学术研究动态，否则写出的论文只能是人云亦云，没有学术论文的质量。只有掌握了一定的文献检索技能，才能及时从互联网或数据库中查找相关学术领域的科研情况，为撰写出高水平的毕业论文提供技术与信息资源保障。

（三）临床工作阶段

要成为一名技术精湛的医务工作者，搞科研、写论文、申报成果将是其今后职业生涯中的重要组成部分，而文献检索技能的掌握将有助于提高医务人员的学术水平和临床实践能力。

1. 拓宽课题选题思路

科研课题选题，不可闭门造车。各学科领域知识浩如烟海，前沿理论层出不穷、日新月异；不通过文献检索科技手段去了解相关领域的新知识、新理论，仅从自身的工作范围与经验去选题，往往会造成与已有科研的"撞车"或低水平重复。因此，掌握一定的文献检索技能，借助网络或图书馆，及时从各类医学数据库广泛搜集查找相关学术领域的前沿科技动态，可拓宽课题立项思路。

2. 确保学术科研方向

由于学术科研周期相对较长，在科研过程中，无法预知是否有同类研究已经超前或已出成果。通过文献检索，及时查找与自身课题研究相关的最新信息，以便及时调整科研思路，确保自身科研的创新性。

3. 拓展论文写作构思

学术论文的写作，构思起着决定性作用。而与论文构思相关参考文献的选择是写好论文的前提。合理引用或参考他人的学术观点，以此来支撑自己学术论文的论点，是撰写学术论文的重要环节。

4. 保障成果申报顺利

科研成果奖是对科技工作者学术研究成果的认可。科技人员通过文献检索，查找与拟申报成果相关的文献，并进行比对，拟申报成果的新颖性或科学性便会显而易见；也可检索拟申报成果的相关关键词、主题词，查找出科技成果库中是否有类似的已申报成果，从而有效保证成果申报成功的概率，同时也能避免在成果申报的科技查新环节中被淘汰。

》 第二节　文献检索方法、途径、技术和步骤

一、文献检索方法

检索策略是指为了满足检索需求，实现检索目标，在分析科研内容实质的基础上，运用检索方法和技术而制订的方案。在计算机检索过程中，检索策略往往具体表现为检索策略式（又叫检索式、检索提问式或检索表达式），是一种能够表达用户检索提问的逻辑表达式，它既能反映所检索科研项目的需求，又能被计算机识别。

在信息检索过程中，检索方法和检索技术的选择和使用直接关系到检索效果和质量，也是用户检索策略制订的关键环节。最常用的检索方法有：检索工具法、浏览法、引文追踪法和综合法。

（一）检索工具法

检索工具法是一种使用参考书、数据库、搜索引擎或其他检索工具来查找所需信息的系统方法，也是科学研究决策的重要手段。有效应用检索工具法的前提是，需要检索者具备一定的检索知识和技能，并在应用过程中注意检索工具的选择、检索策略的制订与调整等相关问题。

在使用传统手动检索工具时期，人们往往从检索时间的角度将检索工具法分为顺查法、倒查法、抽查法等，以满足不同的检索需求。例如，为了了解一项科研课题的历史发展，就需要用"顺查法"按照从远到近的时间顺序检索、阅读和梳理其发展历程和规律；而如果要了解该课题的前沿发展状况，就需要用"倒查法"按照从近到远的时间顺序来把握研究趋势和动态。而今，计算机检索系统的检索功能已经大大增强，并不断推陈出新，研发出更多适应用户需求的检索方法。例如，用户可以通过选择"检索结果"的"时间顺序"来实现"顺查"或者"倒查"，也可以通过选择检索"特点时间段"实现"抽查"，通过选择"检索字段"来实现"主题词途径"、"著作途径"等检索途径，以及限定"语言类型"、"文献类型"、"学科范围"等不同条件来筛选"检索结果"。

（二）浏览法

浏览法是通过定期或不定期浏览近期出版的期刊、专著等文献来了解最新研究动态的方法。由于不同文献中包含知识的不同特性，浏览不同种类的文献获益也不尽相同。例如，浏览现刊，可及时掌握最新科研动态，从中获取启示与灵感；浏览专著，可以系统、全面、深入地了解某一专题的知识。可见，浏览法一般没有明确的检索目的，具有一定的偶然性，适用于平时的学习积累，因而在时间有限的情况下，运用浏览法需要注意选取浏览对象的范围和质量。例如，通过浏览本领域期刊（尤其是核心期刊）来提高浏览效率。

目前，大多数全文数据库提供期刊浏览功能，例如，中国知网的出版物检索，提供包括"期刊导航"、"学位授予单位导航"、"会议导航"、"工具书导航"等界面，其中的"期刊导航"，可根据期刊的所属"学科"、"数据库刊源"、"主办单位"、"核心期刊"等多种导航体系，进行查找和检索。又比如万方数据知识服务平台的中国学术期刊数据库的期刊导航，可以提供按学科分类选择期刊，并可以通过"核心收录"、"出版周期"等选项精简结果。

（三）引文追踪法

引文追踪法就是以现有文献后所附的参考文献为线索，去追踪、查找相关文献的方法。与浏览法相比，此法获取的信息从时间上来说是越查越旧的；与检索工具法相比，此法获取的信息受论文作者的影响，具有一定的主观性，不够系统和全面。该法的优势则在于其可对某些问题追根溯源、了解经典文献、追踪科学研究的发展轨迹。

目前，这种方法不仅方便了引文数据库中的用户，而且在很多全文数据库中也提供引文追踪功能。例如，中国知网中有《中国引文数据库》，是依据 CNKI 收录数据库及部分未收录重要期刊的文后参考文献和文献注释为信息对象建立的、具有特殊检索功能的文献数据库。主要包括被引文检索、作者引证报告、参考文献分析、数据分析器及高被引排序等功能。用户可以通过参考文献分析的"引证文献"、"同被引文献"、"共引文献"等多种角度了解文献被引用的复杂关系。

（四）综合法

综合法，也称循环法，即根据需要，联合运用上述的检索工具法、浏览法和引文追踪法，以获取所需文献信息的综合检索方法。在学习和科研活动中，需要用户根据实际需求灵活选择适当的检索方法，才能获得满意的结果。

二、文献检索途径

不同的检索系统，其检索方法和检索途径也不尽相同。然而，无论是何种检索系统，主要是根据信息的各项特征来编排，形成特定的检索语言描述及不同的检索途径。检索途径是检索系统提供的检索入口，在数据库中通常表现为对字段的检索。常用的检索途径有主题词途径、关键词途径、分类途径、题名途径、著者途径等，这些检索途径往往对应数据库的各个字段或检索功能界面。

（一）主题词途径

主题词途径就是对主题词字段进行检索来查找文献，其检索标识是主题词。由于主题词是一种规范化的检索语言，主题词途径能够在一定程度上提高检索效率，因而往往是科研项目主题检索的优选途径。但并非所有检索系统都提供主题词途径，且使用主题词有一定的难度，需要一定的检索语言知识作为基础。支持主题词检索途径的常用医学检索系统有中国生物医学文献数据库（China Biology Medicine，CBM）和 PubMed。

（二）关键词途径

关键词途径是选取关键词字段作为检索入口，其检索标识是关键词。关键词往往是从文章题目、摘要或正文中抽取的能够反映文章主题内容的词汇。文献数据库中的关键词一般由论文作者提取或者由数据库自动标引。它与主题词不同，不需要经过规范化处理。关键词途径由于其用词灵活、符合用户习惯而成为文献数据库的一个常用检索途径，但检索文献时，必须同时考虑到与检索词相近的同义词、近义词等不同的表达形式，否则易造成漏检，影响检索质量。

（三）分类途径

分类检索是对具有某种共同性质或特征的众多事物、概念的检索，"分类搜索引擎"是分类检索的首选工具。检索标识是分类号或类名。用户可使用该法从学科或专业角度检索文献，如 SinoMed 提供了分类途径，用户可依自身需要选取《中国图书馆分类法》中的分类号作为检索入口来查找文献。

（四）题名途径

题名途径是利用文献题名（篇名、书名、专利名等）作为检索入口查找文献。由于文献题名往往能反映文献的主要内容，因此利用题名中的名词术语可以较为准确地查到所需文献。与关键词途径一样，该法同属于自由词检索范畴。

（五）著者途径

通过著者途径可以准确查到同一著者的多篇著作，适于全面了解某一著者或团体机构的学术观点、研究成果、科研动态等。由于世界各国对姓名的写法各异，因此使用著者途径查找文献应注意著者姓名的写法。如欧美国家作者姓名书写习惯为名在前，姓在后。而我国著者姓名的拼音写法则比较随意，出现了多种不规范的形式。《汉语拼音正词法基本规则》（GB/T 16159—2012）要求中国著者姓名汉语拼音应遵循"姓在前，名在后，复姓连写，姓和名首字母大写"的规则。而在检索系统中，"著录"的著者姓名形式，通常采取"姓在前，名在后，姓氏用全称，名字用首字母缩写"的形式。因此采用著者途径检索时，须将欧美国家著者姓名顺序颠倒，如原文中的著者姓名为"David Sliven Crawford"，检索词应为"Crawford DS"。

另外，还有刊名途径、著者地址途径、序号途径、引文途径等。在实际检索过程中，应根据科研项目的需要，以及所使用检索系统的特点，灵活搭配应用各种检索途径，以便达到最佳检索效果。

三、文献检索技术

不同于手工检索过程，计算机检索过程是通过计算机对一个或多个检索词进行运算而获取所需文献的。那些能够表达信息需求的一系列可为人-机"共识"的技术方法，即计算机检索技术。需要注意的是，各检索系统支持的检索技术并不相同，即使是同一检索技术，检索运算符号也有差异，因此，需要在理解检索技术原理的基础上，再结合具体检索系统的"使用帮助"正确使用检索技术。

（一）布尔逻辑检索

布尔逻辑检索（Boolean logical searching）是计算机检索最基本、最重要的运算方式，是利用布尔逻辑运算符，对若干个检索词进行组合，以表达检索要求的方法。主要有三种布尔逻辑运算符，即逻辑与（AND）、逻辑或（OR）和逻辑非（NOT）。

1. 逻辑与

符号为"AND"或"＊"，表示概念之间的交叉或限定关系。表达式为"A AND B"或者"A＊B"。只有同时包含"检索词A"和"检索词B"的文献记录才是命中文献。该运算符的功能是缩小检索范围并提高检索准确率。

2. 逻辑或

符号为"OR"或"＋"，表示概念之间的并列关系。表达式为"A OR B"或者"A＋B"。数据库中凡含有"检索词A"或者"检索词B"或同时含有"检索词A"和"检索词B"的记录均为命中文献。该运算符的作用是可以扩大检索范围并提高检索覆盖率。

3. 逻辑非

符号为"NOT"或"－"，表示概念之间的不包含关系或排斥关系。表达式为"A NOT B"或者"A－B"。数据库中含有"检索词A"，但不包含"检索词B"的文献记录才算命中文献。该运算符的功能是通过从特定检索范围（含A词）中去除特定文献（含B词），缩小检索范围并提高检索准确率。

上述三种布尔逻辑运算符可以单独使用也可组合使用，计算机在处理检索提问时一般会按"NOT"、"AND"、"OR"的次序进行检索，可用括号改变运算次序。但有些检索系统在检索界面中如同时选择了多种逻辑运算符，其运算的先后顺序可能是依据逻辑运算符出现的先后顺序，如中国知网的高级检索界面。

（二）截词检索

截词检索（truncation searching），又称通配符检索（wildcard searching），是利用检

词的词干或不完整的词形进行检索。在西方语言中，一个词可能有多种形态，而这些不同的形态多半只具有语法上的意义，对检索问题而言意义是相同的，如 child 和 children。使用截词检索，可以扩大检索范围，避免漏检，且减少多次输入的麻烦。在不同的检索系统，支持的截词符号可能有所不同，一般为"*"、"?"、"%"等。截词检索，按截断的位置分为后截断、前截断、中截断三种，按截断的字符数量分为无限截词和有限截词两类。

1. 无限截词

无限截词常用"*"来表示字符串。截断形式有前截词（后方一致），如以"*ology"作为检索提问，可以检索出含有 physiology、pathology、biology 等的文献；后截词（前方一致），如以"child*"作为检索提问，可以检索出含有 child、children、childhood 等词的文献；中间截词，主要用于英式英语和美式英语的拼写差异，如用"colo*r"作为检索提问，可以将含有 color 或 colour 的文献全部检出。无限截词符也可用于中文检索，如"急性*肾炎"，可检出含有急性弥漫性肾炎、急性肾小球肾炎等词的文献。

2. 有限截词

有限截词常用"?"来代替一个字符或空字符，可连续多次使用。如检索词"acid??"，可以检出 acid、acids、acidic、acidly，但不能检索出含有 acidity 的文献。

（三）限定检索

限定检索（limit searching）是缩小或精炼检索结果的方法，在大多数检索系统中均有此功能，最常见的是对特定字段的限定检索，常见的限制符为"[ ]"、"="、"in"等。此法可将检索词限制在特定字段，如"review[PT]"，表示检索结果的文献类型为综述（PT 为文献类型字段"publication type"的缩写）。目前，很多检索系统集合常用限制检索字段供检索者选择，极大程度上方便了检索操作，如 PubMed、Web of Science 和 SinoMed 等。

（四）词组检索

词组检索（phrase searching）又称短语检索或精确检索，是将一个词组或短语用半角双引号（""）括起作为一个独立运算单元，进行严格匹配，以提高检索准确度的方法。要求检索结果必须含有与检索提问式完全相同（包括次序）的字串，即完全匹配。SinoMed、PubMed 等系统均支持精确检索。与之相对的是模糊检索。由于不同的检索系统对其界定不同，模糊检索可能是将检索词进行拆分后进行检索，也可能检索到与检索词意义相近的同义词的结果（又称智能检索或概念检索）。现在大多数检索系统，包括搜索引擎都有这种功能，但模糊程度不同。

（五）扩展检索

扩展检索（expanded searching）是指检索系统自动将与检索词词义相关的词，加入运行的检索式，如同义词、概念蕴含词（下位词）等。其作用亦是扩大检索范围，提高查全率。这种自动的扩展是基于系统内部预设的相关词典实现的，系统自动或半自动地将与检索词相关的多个扩展检索词查出，并执行"逻辑或（OR）"运算。如输入检索词"甲流"，具有扩展检索功能的系统可同时检索含有"猪流感"、"甲型 H1N1 流感"、"A 型流感"等词的文献记录，此为同义词扩展；如输入检索词"青霉素"，系统进行扩展检索，可同时检出含有"美西林"、"匹美西林"、"阿莫西林"、"氨苄西林"等词的文献记录，此为下位词扩展。扩展检索可视作一种模糊检索或智能检索。常用的 SinoMed、PubMed 均具有智能检和扩展检索功能。

（六）位置检索

位置检索（position searching）也称邻近检索（proximity searching），是对检索词在文献中相对位置关系的限定性检索。位置检索的语法命令不尽相同，大致包括以下四个层次的限制：①记录级，限定检索词出现在数据库的同一个记录中；②字段级，限定检索词出现在同一字段中；③子字段或自然句级，限定检索词出现在同一子字段或同一自然句中；④词组的词位限定，限定检索词组（短语）的单个词之间的位置关系，包括紧密相连顺序不变、紧密相连顺序可以颠倒、词间可以插入"n 个"单词等。使用位置检索可以增强选词的灵活性，还可弥补布尔逻辑检索、截词检索的不足，从而提高文献检索的质量。

不同的检索系统可能采用不同层次的限制，相同的层次也可能会出现不同形式的位置运算符号，如 MEDLINE 数据库中"NEAR"要求两检索词必须同时出现在同一个句子里，而 Web of Science 中"SAME"是用于地址字段的同句检索算符，"NEAR/X"则主要用于限定两词之间的最大间隔单词数（X），而两单词可位于不同的字段。值得一提的是，能够提供位置运算的检索系统相对较少。

四、文献检索步骤

由于检索需求、检索系统、检索人员等方面的不同，每个课题或项目的检索步骤也不尽相同，但对于初学者，可以遵循以下步骤，再结合实际情况进行检索。

（一）分析检索课题，明确检索要求

分析课题是确定检索策略的出发点，关系到检索效率，决定检索成败。具体包括：

1. 选择合适的数据库

通常情况下，优先选择该课题学科领域内高质量的专业数据库，其次是综合学科数据库。

2. 明确检索目标

不同的检索目标会造成不同的检索策略。如要了解最新的科技动态和学科进展，则强调"查新"；如要寻求具体问题的解决方法，则要强调"查准"；如撰写综述、申报成果等，就要回溯大量相关文献，此时则要强调"查全"。

3. 限定检索条件

根据检索需要，适当地调整所需文献的"年代范围、文献类型、语种"等限定条件，提高检索效率。

4. 确定检索主题

分析课题的主题内容，明确主题概念及逻辑关系，为制订检索策略做准备。

（二）选择检索工具，确定检索方法

检索工具选择直接影响检索效果。检索者应基本了解各相关检索工具（常用文献检索系统）的学科收录范围、文献类型、时间跨度、检索途径及使用方法、标引情况等方面的信息，再结合检索课题的要求来选择合适的检索工具和检索方法。

（三）选定检索途径、检索词，制订检索策略式

在前期工作的基础上确定适合的检索途径和检索词，即基于特定检索系统的功能，将课题分析的检索项转化为可被系统识别的检索标识，如"作者姓名、主题词、关键词、分类号、化学物质代码"等文字与符号，最后根据相应的逻辑关系，将选定的检索标识用各种检索算符加以有机组合，形成检索策略式。

（四）评价检索结果，优化检索策略式

使用初步拟定的检索策略式进行试查后，应根据检索目标对检索结果进行评价，看是否能够满足检索需求。通常情况下，需要多次修改检索策略式，直至相对满意为止。在实际检索中，当放宽检索范围以提高"查全"率时，往往会降低"查准"率；反之，缩小检索范围时往往会提高"查准"率，而降低"查全"率。因此，需要正确分析误检或漏检的原因，适当调整检索策略式。

（五）文献筛选，获取原始文献

反复调整检索策略式后所获的检索结果并不一定能满足检索需求。因此，还需要对检索结果进行人工评估和筛选，再根据文献的线索或链接获取所需文献全文或部分信息。由于选择检索工具的类型不同，获取原始信息的过程也不尽相同。例如，利用全文检索系统进行检索，可直接、便捷地获取全文；而如果使用书目型检索系统，则需记录命中文献的来源，再通过其他途径获取原文。

获取原始文献的主要途径有四：一是图书馆的馆藏，查找图书馆是否购买了含有所需文献的全文检索系统，也可通过"馆藏目录"了解图书馆是否收藏所需文献；二是通过搜索引擎、期刊主页、开放获取期刊网站等方式获得免费全文；三是通过馆际互借或文献传输方式获取原文；四是直接向原著者索取原文，在国内无法获得而又必须得到原文时，可通过邮件或电话与作者直接联系，请求获得其帮助。

》 第三节 常用文献检索数据库

在医学科研活动中，需要在各类数据库中查找文献，比如文摘数据库有医学文献检索服务系统（PubMed）、中国生物医学文献服务系统（SinoMed）等，全文数据库如 Elsevier 全文数据库、万方电子期刊全文数据库、维普中文科技期刊数据库等，另外还有引文检索等，本节将结合案例，介绍较常用的医学数据库。

一、中文数据库资源

（一）中国知网

1. 概况

中国知识基础设施工程（China National Knowledge Infrastructure，CNKI），简称中国知网。CNKI 工程是以实现全社会知识资源传播共享与增值利用为目标的信息化建设项目，由清华大学、清华同方发起，得到了全国学术界、教育界、出版界、图书情报界等社会各界

的大力支持和密切配合。最终建成了世界上全文信息量规模最大的"CNKI数字图书馆"，并正式启动建设《中国知识资源总库》及"中国知网"数字出版平台，通过产业化运作，为全社会知识资源高效共享提供最丰富的知识信息资源和最有效的知识传播与数字化学习平台。

该平台的核心资源主要包括《中国学术期刊数据库》（网络版）、《中国博士学位论文全文数据库》、《中国优秀硕士学位论文全文数据库》、《中国重要会议论文全文数据库》、《国际会议论文全文数据库》、《中国重要报纸全文数据库》、《中国工具书网络出版总库》、《中国年鉴网络出版总库》、《CNKI学术图片数据库》、《中国专利全文数据库》、《中国引文数据库》等。因此，平台检索涵盖的资源类型有：学术期刊、学位论文、会议、报纸、年鉴、专利、标准、成果、图书、学术辑刊、特色期刊。可以根据需要，在首页勾选"跨库资源类型"，或在结果界面选择"资源类型"（见图3-1、图3-2），也可以单库检索，如只选择学术期刊。

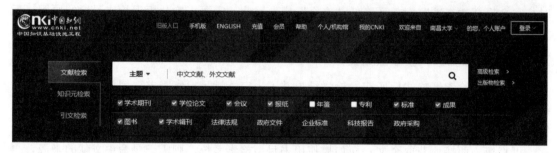

图 3-1　CNKI首页截图

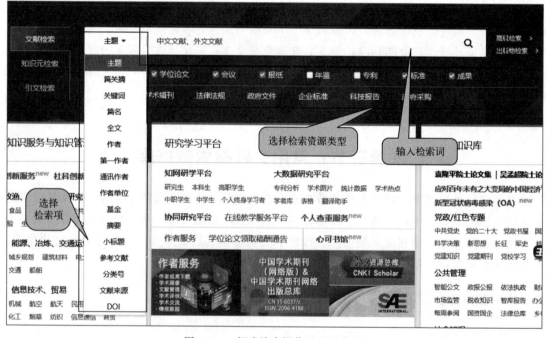

图 3-2　一框式检索操作过程示意图

2. 检索方式

CNKI提供一框式检索、高级检索、专业检索、作者发文检索、句子检索及出版物检索等方法，也可以进行引文检索。

（1）一框式检索　又称为基本检索。选择数据库以及检索字段，在检索框中直接输入检索词，点击检索按钮进行检索。可供选择的字段有："主题、篇关摘、关键词、篇名、全文、作者、第一作者、通讯作者、作者单位、基金、摘要、小标题、参考文献、分类号、文献来源、DOI"（见图 3-2）。例如输入检索词"分子流行病学研究"，结果见图 3-3。

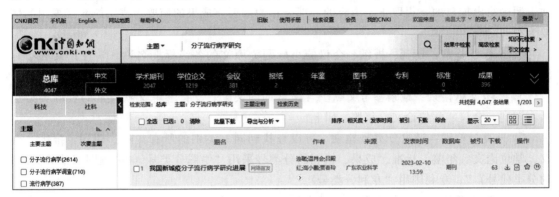

图 3-3　一框式检索结果

一框式检索的检索项包括：

① 主题检索：是在 CNKI 标引出来的主题字段中进行检索，该字段内容包含一篇文章的所有主题特征，同时在检索过程中嵌入了专业词典、主题词表、中英对照词典、停用词表等工具，并采用关键词截断算法，将低相关或微相关文献进行截断。

② 篇关摘检索：指在"篇名、关键词、摘要"范围内进行检索，具体参见篇名检索、关键词检索、摘要检索。

③ 关键词检索：其范围包括文献原文给出的中、英文关键词，以及对文献进行分析计算后机器标引出的关键词。机器标引的关键词基于对全文内容的分析，结合专业词典，解决了文献作者给出的关键词不够全面准确的问题。

④ 篇名检索：期刊、会议、学位论文、辑刊的篇名为文章的"中、英文标题"。报纸文献的篇名包括"引题、正题、副标题"。年鉴的篇名为"条目题名"。专利的篇名为"专利名称"。标准的篇名为"中、英文标准名称"。成果的篇名为"成果名称"。古籍的篇名为"卷名"。视频的篇名为"视频名称"。

⑤ 全文检索：指在文献的全部文字范围内进行检索，包括文献"篇名、关键词、摘要、正文、参考文献"等。

⑥ 作者检索：期刊、报纸、会议、学位论文、年鉴、辑刊的作者为文章中、英文作者。专利的作者为发明人。标准的作者为起草人或主要起草人。成果的作者为成果完成人。古籍的作者为整书著者。视频的作者为主讲人。

⑦ 第一作者检索：只有一位作者时，该作者即为第一作者。有多位作者时，将排在第一个的作者认定为文献的第一责任人。

⑧ 通讯作者检索：目前期刊文献对原文的通讯作者进行了标引，可以按通讯作者查找期刊文献。通讯作者指课题的总负责人，也是文章和研究材料的联系人。

⑨ 作者单位检索：期刊、报纸、会议、辑刊的作者单位为原文给出的作者所在机构的名称。学位论文的作者单位包括作者的学位授予单位及原文给出的作者任职单位。年鉴的作者单位包括条目作者单位和主编单位。专利的作者单位为专利申请机构。标准的作者单位为

标准发布单位。成果的作者单位为成果第一完成单位。视频的作者单位为主讲人单位。

⑩ 基金检索：根据基金名称，可检索受到此基金资助的文献。支持基金检索的资源类型包括：期刊、会议、学位论文、辑刊。

⑪ 摘要检索：期刊、会议、学位论文、专利、辑刊的摘要为原文的中、英文摘要，原文未明确给出摘要的，提取正文内容的一部分作为摘要。成果的摘要为成果简介。视频的摘要为视频简介。

⑫ 小标题检索：期刊、报纸、会议的小标题为原文的各级标题名称。学位论文的小标题为原文的中英文目录。中文图书的小标题为原书的目录。

⑬ 参考文献检索：检索参考文献里含检索词的文献。支持参考文献检索的资源类型包括：期刊、会议、学位论文、年鉴、辑刊。

⑭ 分类号检索：通过分类号检索，可以查找到同一类别的所有文献。期刊、报纸、会议、学位论文、年鉴、标准、成果、辑刊的分类号采用"中图分类号（《中国图书馆分类法》的分类代号）"。专利则用"专利分类号"。

⑮ 文献来源检索：文献来源指文献出处。期刊、辑刊、报纸、会议、年鉴的文献来源为文献所在的刊物。学位论文的文献来源为相应的学位授予单位。专利的文献来源为专利权利人/申请人。标准的文献来源为发布单位。成果的文献来源为成果评价单位。

⑯ DOI 检索：输入 DOI 号检索期刊、学位论文、会议、报纸、年鉴、图书。国内的期刊、学位论文、会议、报纸、年鉴仅支持检索在 CNKI 注册的 DOI 文献。

平台提供检索时的智能推荐和引导功能，可根据输入的检索词自动提示进行选择，更便捷地得到精准结果。使用推荐或引导功能后，不支持在检索框内进行修改，修改后可能得到错误结果或得不到检索结果。

（2）高级检索　在首页点击"高级检索"（图 3-4）进入高级检索页，或在"一框式检索"结果页（图 3-3）点击"高级检索"进入高级检索页，右侧有高级检索使用方法的详细说明（图 3-5）。系统默认为三个检索框，通过点击"＋"和"－"图标来增加或者减少检索框的数量，除此之外，在这里还可以对文献发表时间、是否扩展、精确/模糊搜索进行设置。例如，在高级检索界面检索关键词是"白血病"、作者为"李强"的文献，点击"检索"按钮，检索过程和结果见图 3-6。

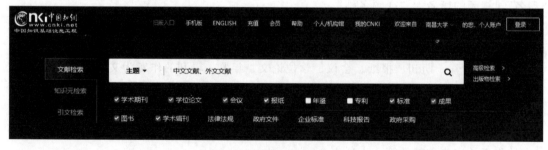

图 3-4　高级检索页面选择

（3）专业检索　在高级检索页切换"专业检索"标签，可进行专业检索，右侧有专业检索使用方法的详细说明（见图 3-7）。

专业检索用于图书情报专业人员查新、信息分析等工作，使用运算符和检索词构造检索式进行检索。

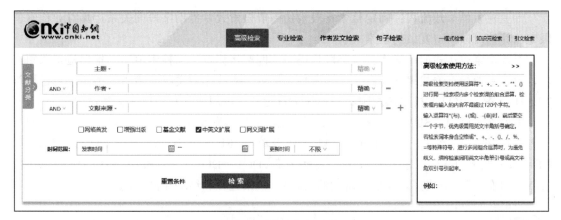

图 3-5　高级检索页面

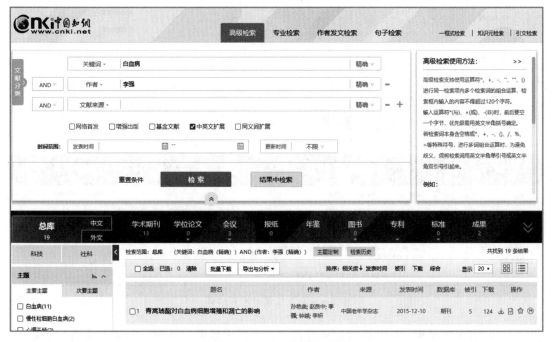

图 3-6　高级检索过程和结果

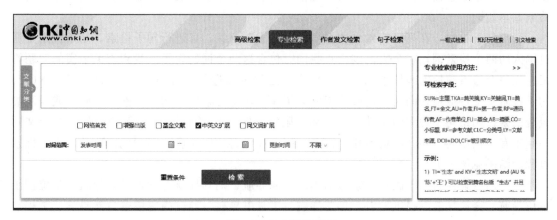

图 3-7　专业检索页面

专业检索的一般流程：确定检索字段构造一般检索式，借助字段间关系运算符和检索值限定运算符可以构造复杂的检索式。

专业检索表达式的一般式：＜字段代码＞＜匹配运算符＞＜检索值＞。根据检索课题需求，通过专业检索方式编制检索式，输入检索框内，查找相应文献。检索式中的逻辑运算符"AND、OR、NOT"按照从左到右的顺序进行运算，可用"（）"改变运算次序。

可检索字段如：SU％＝主题，TKA＝篇关摘，KY＝关键词，TI＝篇名，FT＝全文，AU＝作者，FI＝第一作者，RP＝通讯作者，AF＝作者单位，FU＝基金，AB＝摘要，CO＝小标题，RF＝参考文献，CLC＝分类号，LY＝文献来源，DOI＝DOI，CF＝被引频次。例如，查找"KY＝白血病"（查找关键词是白血病的文献），检索过程和结果见图3-8。

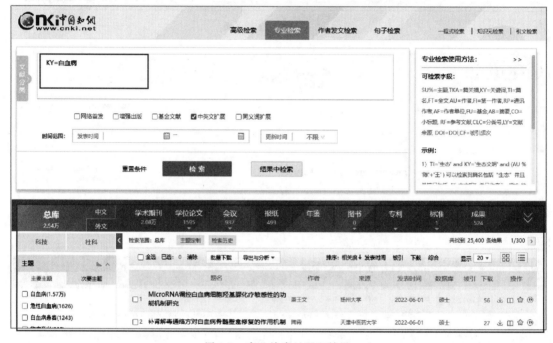

图3-8　专业检索过程和结果

（4）作者发文检索　在高级检索页切换"作者发文检索"标签，可进行作者发文检索。作者发文检索通过输入作者姓名及其单位信息，检索某作者发表的文献，功能及操作与高级检索基本相同。

（5）句子检索　在高级检索页切换"句子检索"标签，可进行句子检索。句子检索是通过输入的两个检索词，在全文范围内查找同时包含这两个词的句子，找到有关事实的问题答案。在每个检索项后输入检索词，每个检索项之间可以进行三种组合：AND、OR、NOT。句子检索不支持空检，同句、同段检索时必须输入两个检索词。句子检索支持同句或同段的组合检索，两组句子检索的条件独立，无法限定于同一个句子/段落。例如，检索在全文同一句中有"白血病"和"放射治疗"以及在同一段中有"白血病"和"免疫"的文献，检索过程和结果见图3-9。

（6）出版物检索　出版物检索包括出版来源导航、期刊导航、学术辑刊导航、学位授予单位导航、会议导航、报纸导航、年鉴导航、工具书导航。导航内容覆盖自然科学、工程技术、农业、哲学、医学、人文社会科学等各个领域，囊括了基础研究、工程技术、行业指

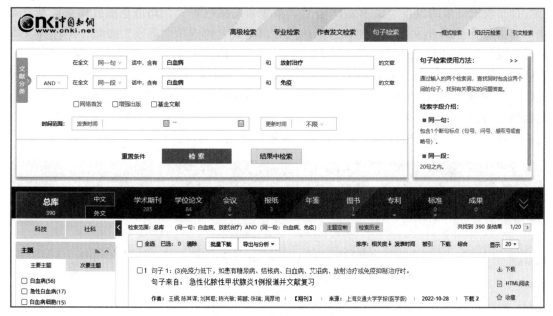

图 3-9　句子检索过程和结果

导、党政工作、文化生活、科学普及等各种层次。收录期刊大部分回溯至创刊，最早的回溯到 1915 年。

3. 检索结果的处理

（1）检索结果的显示　CNKI 的检索结果页面见图 3-10，结果显示方式默认是"列表模式"，还可切换为"详情模式"。每页显示条数可设定 10 条、20 条、50 条。检索结果可按照学科、发表年度、研究层次、作者、机构、基金等方式进行分组浏览。检索结果可根据"相关度"、"发表时间"、"被引"、"下载"、"综合"进行排序。如果对检索结果比较满意，还可以生成检索报告，生成的检索报告主要包括：检索条件、检索统计报表、检索评价、检索报告执行人及保存/打印检索报告等。

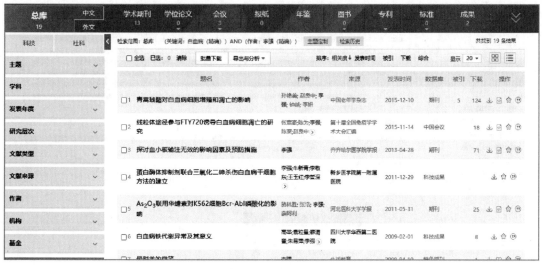

图 3-10　检索结果页面

（2）检索结果的保存　如图 3-11 所示，在检索结果列表中，勾选全部或部分题录，点击"导出与分析-导出文献"按钮，选择结果导出格式，再点击"导出"按钮，保存为文本文件。结果导出的格式有 12 种：GB/T 7714—2015 格式引文、知网研学（原 E-Study）、CAJ-CD 格式引文、MLA 格式引文、APA 格式引文、查新（引文格式）、查新（自定义引文格式）、Refworks、EndNote、NoteExpress、NoteFirst、自定义等。文献输出方式选项：复制到剪贴板、打印、保存 excel 文件、保存 word 文件、生成检索报告。注意：系统每次允许下载的题录最多不超过 500 条，如需下载更多题录，可以进行多次操作。

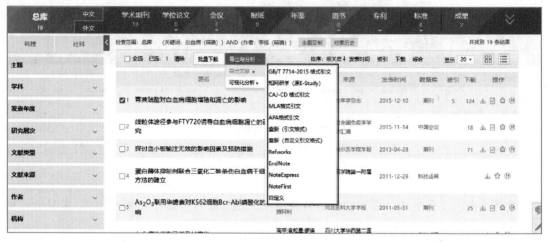

图 3-11　检索结果的导出

（3）全文的显示与保存（图 3-12）　在检索结果显示的题录列表中，点击文献题目，可进入文献的"细览界面"，点击下载图标即可下载保存全文。提供 PDF 与 CAJ 两种下载方式，所需阅读器可在 CNKI 网站下载安装。在文献的"细览界面"，系统还提供本文相关的

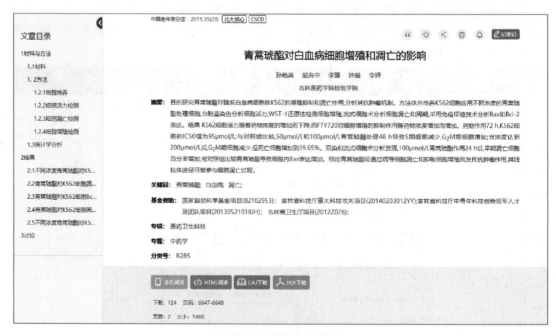

图 3-12　全文的显示与保存

知识节点链接（基本信息、摘要、关键词、资金资助、专辑、专题、分类号等）和相关的知识网络（引文网络、相关文献推荐等）。

（二）万方数据知识服务平台

1. 概况

万方数据知识服务平台是北京万方数据股份有限公司开发的大型网络版的数据库检索系统，是国内最大的学术文献全文数据库之一。

数据库资源有中国学术期刊数据库、中国学位论文全文数据库、中国学术会议文献数据库、中外专利数据库、中外标准数据库、中国法律法规数据库、中国科技成果数据库、中国地方志数据库、万方视频数据库、NSTL 外文文献数据库、科睿唯安 TechStreet 国际标准数据库、剑桥大学出版社（Cambridge University Press）数据库等 64 个数据库。内容涉及自然科学和社会科学各个领域，资源类型丰富多样，涵盖期刊论文、学位论文、会议论文、图书、专利文献科技报告、成果、标准、法规、年鉴等。其中期刊资源包括中文期刊和外文期刊，中文期刊收录 8000 余种，核心期刊 3300 余种，涵盖了自然科学、工程技术、医药卫生、农业科学、哲学政法、社会科学、科教文艺等学科，拥有中华医学会的系列期刊的独家版权；外文期刊主要来源于外文文献数据库，收录了世界各国出版的 40000 余种重要学术期刊。在万方数据库检索是免费的，不用登录注册也可以导出题录。需要下载全文的话，也可以从购买了万方数据库的学校或机构图书馆入口进入。

本部分以中文期刊检索为例介绍万方数据知识服务平台的使用，万方数据知识服务平台首页见图 3-13。

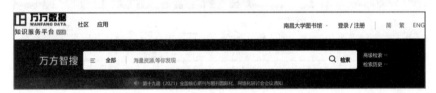

图 3-13　万方数据知识服务平台首页截图

2. 检索方式

万方数据知识服务平台的检索方法有：一框式检索（基本检索、快速检索）、高级检索、专业检索、作者发文检索、期刊检索等。

（1）一框式检索　可以点击首页"全部"按钮，选择期刊、学位、会议、专利、科技报告、成果、标准、法规、地方志、视频等模块（见图 3-14），也可以点击数字图书馆下方的按钮进行选择（图 3-15）；以及在检索框点击以下可以选择检索字段："题名"、"作者"、"作者单位"、"关键词"、"摘要"（图 3-16）。例如，检索关键词中有"白血病"的文献，结果见图 3-17。在结果页面，还可以选择数据库，也可以增加题名、作者、关键词等检索条件，在

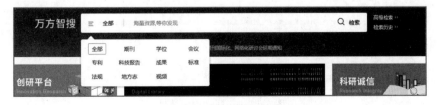

图 3-14　一框式检索页面 1

检索结果中进行进一步检索，缩小检索结果范围。

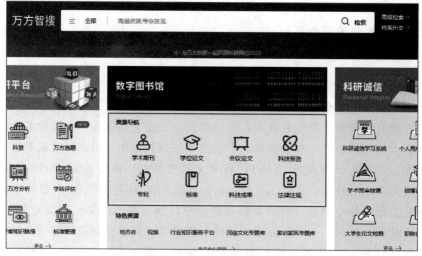

图 3-15　一框式检索页面 2

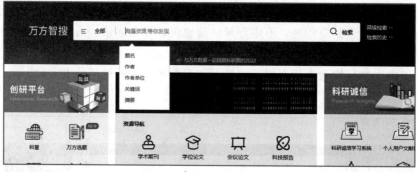

图 3-16　一框式检索页面 3

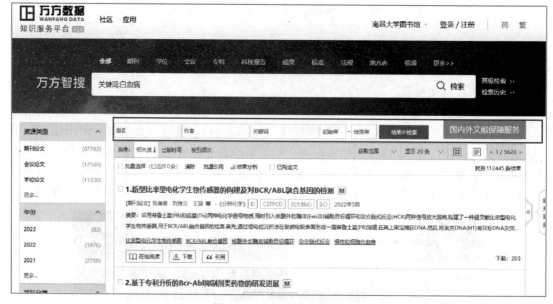

图 3-17　一框式检索结果

（2）高级检索　点击首页的"高级检索"按钮，可以进入高级检索的页面（见图3-18）。点击"了解高级检索"按钮，可以进入万方帮助平台，了解具体的检索方法。系统默认为三个检索框，通过点击"＋"和"－"图标来增加或者减少检索框的数量，每个检索框都可以通过下拉菜单选择检索字段。检索字段包括主题、题名或关键词、题名、作者、作者单位、关键词、摘要等。文献类型可以选择期刊论文、学位论文、会议论文、专利、中外标准、科技成果、法律法规等。与CNKI一样，万方数据知识服务平台也可以对文献发表时间、是否扩展、精确/模糊搜索进行设置。例如，检索主题为"白血病"，题名或关键词为"放射疗法"，作者为"李芳"（精确检索）的文献，过程和结果见图3-19。

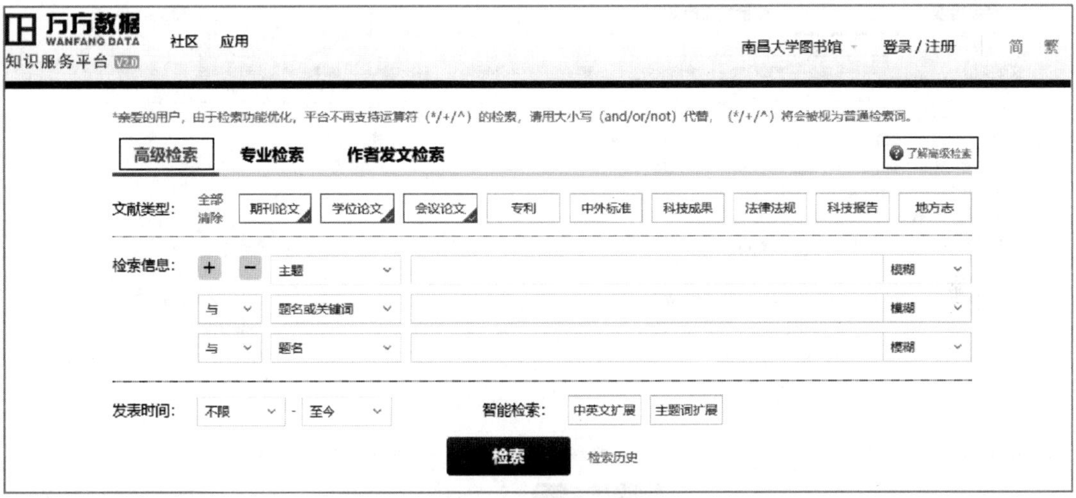

图 3-18　高级检索页面

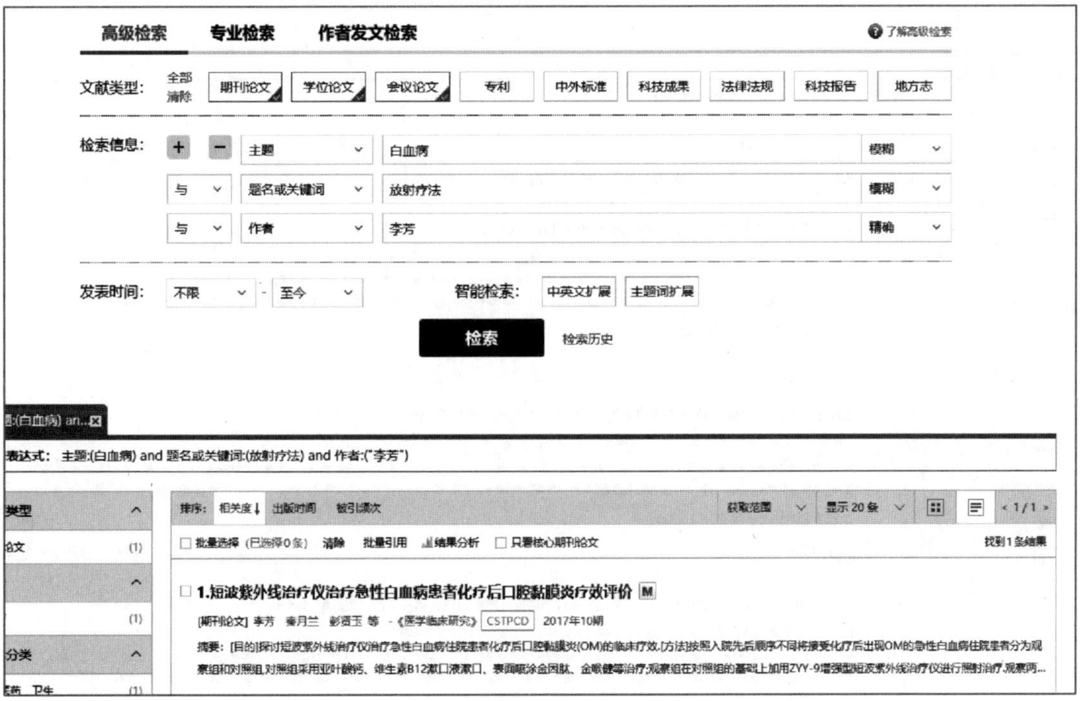

图 3-19　高级检索过程和结果

（3）专业检索　在高级检索状态下点击页面上方的"专业检索"页签，即可进入专业检索界面，根据检索需求构建检索表达式进行检索。检索式格式：字段名称1:（检索词1）逻辑符 字段名称2:（检索词2）。在这里可以直接将检索式输入检索框内，也可以只需在输入框上方选择需要的字段或算符点击一下，相应的字段或算符就会出现在检索框里。检索过程可以对检索结果的文献类型和时间范围进行限定。例如，检索题名或关键词为"白血病"，并发表于"中华流行病学杂志"的文献，在检索框中输入"题名或关键词:（白血病）and 期刊名称/刊名:（中华流行病学杂杂）"，并点击"检索"按钮（见图3-20）。结果见图.3-21。

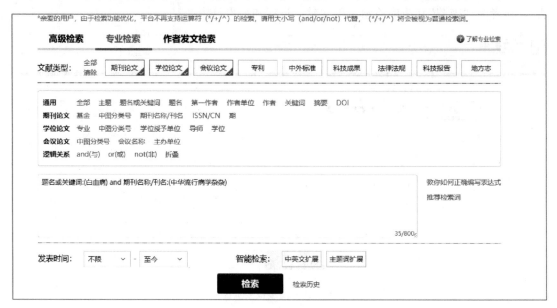

图 3-20　专业检索页面和过程

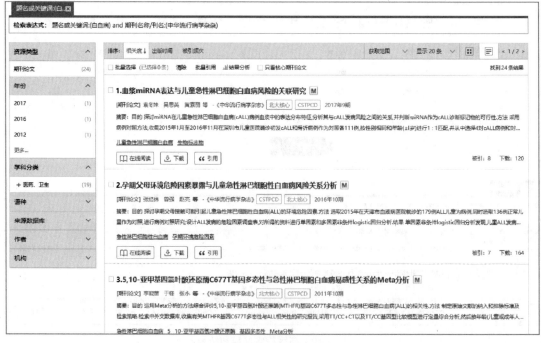

图 3-21　专业检索结果

（4）作者发文检索　与 CNKI 类似，在高级检索状态下点击页面上方的"作者发文检索"页签，即可进入作者发文检索界面（图 3-22）。作者发文检索的使用与高级检索类似，区别在于"字段"是针对作者或作者单位检索而设置的。用作者发文检索可以检索某位作者发表的文章。

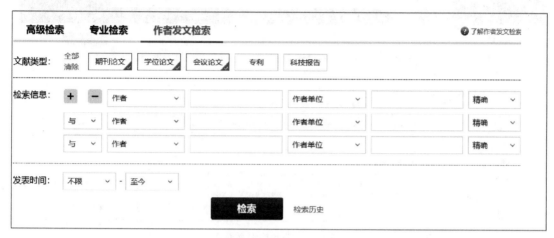

图 3-22　作者发文检索页面

（5）期刊检索　主界面点击"资源导航-学术期刊"（图 3-23）进入中国学术期刊数据库（China Online Journals，COJ）期刊检索界面。在检索框中输入检索词，点击"搜期刊"。可检索字段包括："刊名、ISSN、CN、主办单位"。例如，检索"中华流行病学杂志"（见图 3-24），检索结果可显示《中华流行病学杂志》的主办单位、国际刊号、国内刊号、出版周期等信息，页面下方可进行论文浏览和文章检索，见图 3-25。

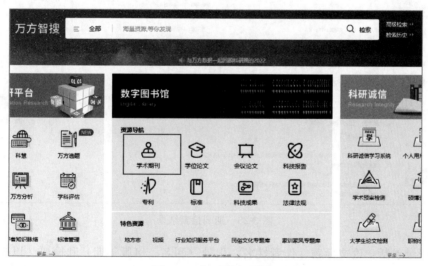

图 3-23　期刊检索页面 1

3. 检索结果的处理

（1）检索结果的显示　检索结果以"文献题录列表形式"显示，系统默认每页显示 20 条记录，可按"相关度、出版时间、被引频次"排序，每页显示条数可选择"20 条、30 条、50 条"。

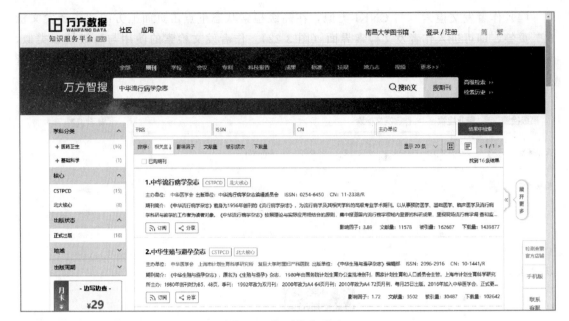

图 3-24　期刊检索页面 2

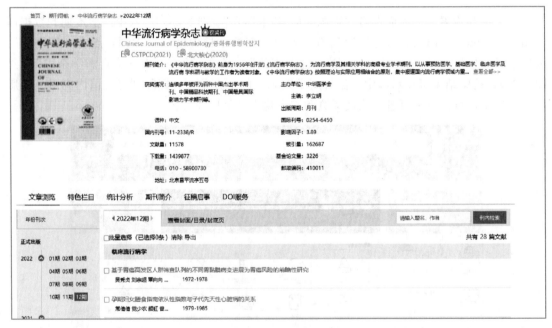

图 3-25　期刊检索结果

每条记录包括：论文标题、作者姓名、出处（刊名、出版年期）和摘要。以高级检索中的案例"白血病"的检索为例，结果见图 3-26。

（2）检索结果的输出　勾选全部或部分题录，点击"批量引用"按钮。题录的导出格式有 8 种供选择，分别是：参考文献、查新格式、NoteExpress、RefWorks、NoteFirst、EndNote、Bibtex、自定义格式（图 3-27）。

（3）全文的显示与保存　在检索结果列表中，点击论文标题可显示单篇论文的详细介绍，包括 DOI、题名、作者、摘要、关键词、资助基金等，点击"在线阅读"或"下载"按

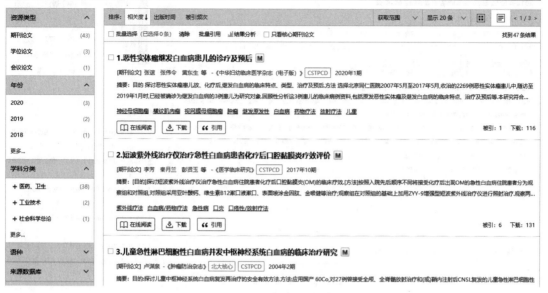

图 3-26　检索结果

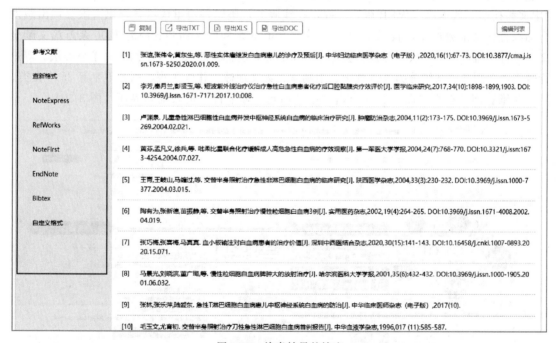

图 3-27　检索结果的输出

钮可阅读或下载全文（图 3-28），全文文件为 PDF 格式。

（三）维普期刊资源整合服务平台

1. 概况

维普网是中文科技期刊一站式检索及提供深度服务的平台，是一个由单纯提供原始文献

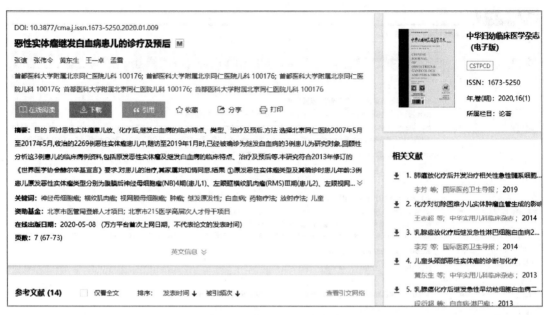

图 3-28　全文的显示与保存

信息服务过渡延伸到提供深层次知识服务的整合服务系统。《中文科技期刊数据库》是通过
"中文科技期刊数据库（WEB 版）"提供在线服务，该库是由重庆维普资讯有限公司出版发
行的综合性文献数据库，收录了 1989 年至今 15000 余种中文期刊刊载的 7000 余万篇文献全
文，学科覆盖理、工、农、医及社会科学各个领域，全部文献按照《中国图书馆分类法》等进
行分类，期刊导航系统分为经济管理、生物学、天文地球、化学工程、医药卫生等 35 个大类。
　　从维普网的首页（图 3-29）点击"中文期刊服务平台"进入检索界面（图 3-30）。

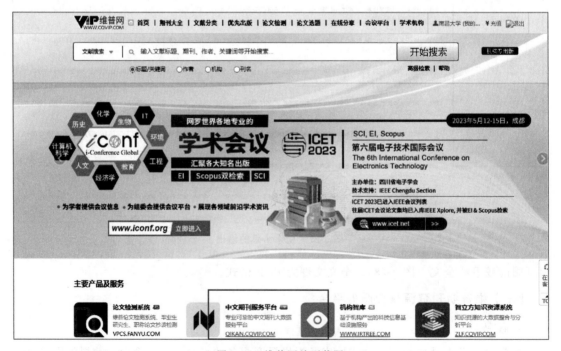

图 3-29　维普网首页截图

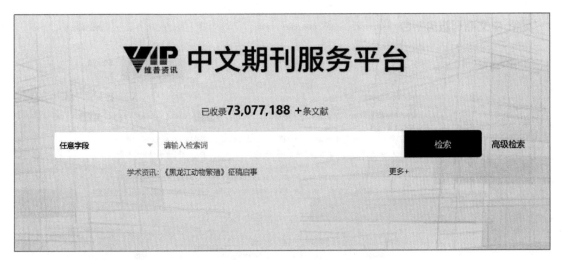

图 3-30   维普中文期刊服务平台检索界面

2. 检索方法

维普中文期刊服务平台提供的检索方式有：基本检索、高级检索、检索式检索和期刊导航。

（1）基本检索   在维普中文期刊服务平台首页的检索框中输入将要检索的字段，所有字符均被视为检索词，不支持任何逻辑运算；如果输入逻辑运算符，将被视为检索词或停用词进行处理。检索入口（途径）：任意字段、题名或关键词、题名、关键词、摘要、作者、第一作者、机构、刊名、分类号、参考文献、作者简介、基金资助、栏目信息 14 个检索入口（见图 3-31）。例如，在任意字段下，检索框输入检索词"白血病"，点击检索按钮，结果见图 3-32。可以在结果界面左侧继续进行二次检索。

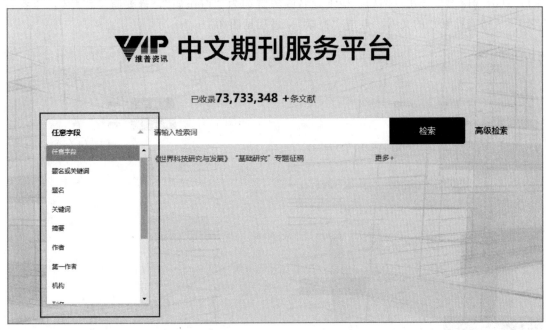

图 3-31   维普中文期刊服务平台基本检索界面

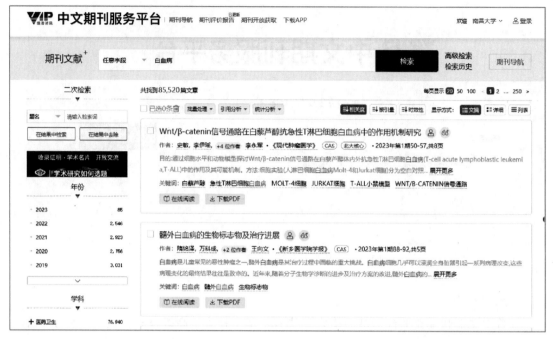

图 3-32　维普中文期刊服务平台基本检索结果

（2）高级检索　从维普中文期刊服务平台首页或者结果页面均可以进入高级检索界面。系统默认三个检索框，通过点击"＋"和"－"图标来增加或者减少检索框的数量，每个检索框都可以通过下拉菜单选择检索字段（同基本检索一致，有14个检索字段），输入检索词；根据检索策略，组配恰当的逻辑运算符："逻辑与（AND）"、"逻辑或（OR）"、"逻辑非（NOT）"。可进一步设定限制条件（包括时间限定、期刊范围、学科限定、模糊/精确）；点击"检索"按钮。例如，检索题名或关键词为"白血病"，摘要有"治疗"，作者为"李芳"（精确检索）的文献，点击"检索"，过程见图3-33。

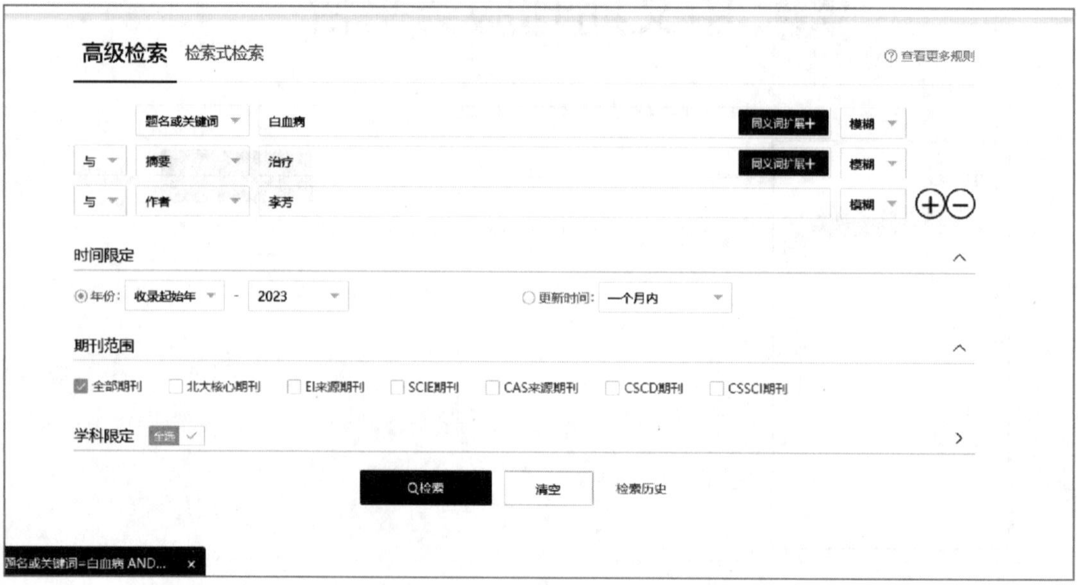

图 3-33　维普中文期刊服务平台高级检索过程

（3）检索式检索　高级检索的右边是检索式检索的入口。在检索框中使用布尔逻辑运算符对多个检索词进行组配，建立检索式进行检索。执行检索前，选择时间限定、期刊范围、学科限定等检索条件对检索范围进行限定（见图 3-34）。每次调整检索策略并执行检索后，均会在"检索区"下方生成一个新的检索结果列表，方便用户对多个检索策略的结果进行比对分析。

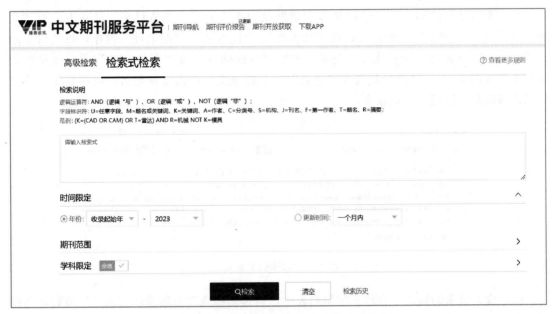

图 3-34　维普中文期刊服务平台检索式检索

（4）期刊导航　与万方数据知识服务平台一样，维普中文期刊服务平台也提供期刊检索与浏览功能，点击首页的"期刊导航"，进入期刊导航的页面（见图 3-35）。

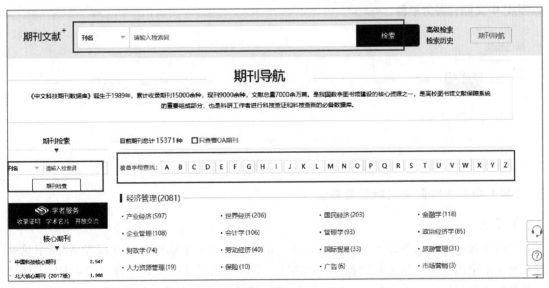

图 3-35　期刊导航

① 期刊检索：提供刊名或者 ISSN 号检索某一特定期刊，找到所查期刊后，既可按期次

查看该刊所收录的文章，也可实现期刊内的文章检索，同时提供文献题录、文摘或全文的下载功能。

② 期刊浏览：提供按期刊名称字顺、学科分类、核心期刊、国内外数据库收录、期刊地区等方式浏览。

3. 检索结果的处理

（1）检索结果的显示　检索结果以文章题录列表形式显示检索结果，显示方式有"文摘"、"详细"、"列表"三种，可以按"相关度"、"被引量"、"时效性"排序，每页可显示20条、50条、100条。可单击每条题录下方的"在线阅读"或"下载PDF"图标来浏览或下载全文（图3-36），或者批量选择"题录"并下载全文。点击文章题名，也可显示该篇文章的详细信息并浏览或下载全文。

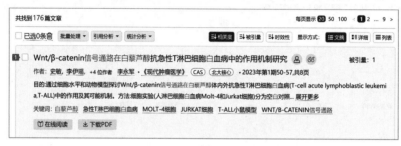

图 3-36　检索结果显示

（2）检索结果的输出　在检索结果列表中，勾选全部或部分题录，点击"导出题录"按钮，打开文献导出窗口，可以根据需要选择保存格式，有参考文献、文本、查新格式、XML、NoteExpress、Refworks、EndNote、Note First、自定义导出、Excel 导出格式供选择（见图3-37）。

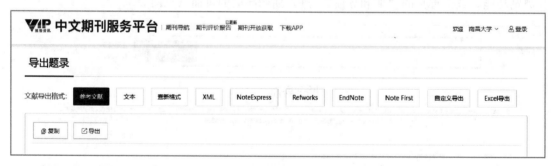

图 3-37　题录导出格式

（四）中国生物医学文献服务系统

1. 概述

中国生物医学文献服务系统（SinoMed）由中国医学科学院医学信息研究所/图书馆研制，整合了中国生物医学文献数据库（CBM）、中国生物医学引文数据库（CBMCI）、西文生物医学文献数据库（WBM）、北京协和医学院博硕学位论文库（PUMCD）、中国医学科普文献数据库（CPM）5 个子数据库，2008 年首次上线服务，涉及学科范围较广、时间跨度较大、更新及时，集文献检索、引文检索、开放获取、原文传递及个性化服务于一体。

SinoMed 主界面见图 3-38。

　　中国生物医学文献数据库收录 1978 年至今国内出版的生物医学学术期刊 3120 余种，其中 2023 年在版期刊 1550 余种，文献题录总量 1290 余万篇。全部题录均进行主题标引、分类标引，同时对作者、作者机构、发表期刊、所涉基金等进行规范化加工处理；2019 年起，新增标识 2015 年以来发表文献的通讯作者，全面整合中文 DOI（数字对象唯一标识符）链接信息，以更好地支持文献发现与全文在线获取。

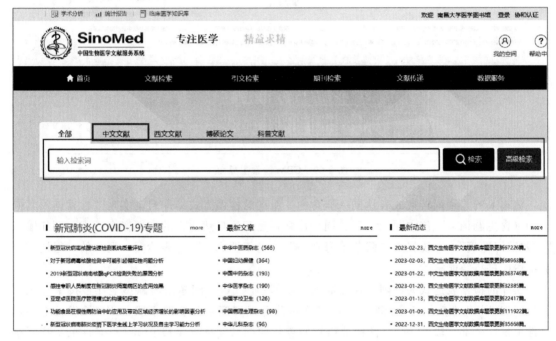

图 3-38　SinoMed 主界面

2. 文献检索

　　SinoMed 提供了跨库检索和单库检索。跨库检索是指对其整合的多个数据库同时进行检索；单库检索是指对 SinoMed 的 5 个子数据库中任何一个进行单独检索（图 3-39）。二者相同之处在于均提供快速检索、高级检索、主题检索及分类检索途径，支持智能检索、逻辑组配检索、精确检索等功能。不同之处在于跨库检索的资源较丰富，但功能相对单库检索而言较为简单，检索字段较少，适合初学者及一般用户使用。而单库检索在上述 4 大检索途径的基础上，还提供输入词提示、关联提示、限定检索等功能，检索字段较多，限定内容丰富，更适合专业检索人员使用。

　　跨库检索能同时在 SinoMed 平台集成的所有资源库进行检索。首页的检索输入框即是跨库快速检索框，其右侧是跨库检索的"高级检索"，点击后进入跨库高级检索（见图 3-38）。

　　下面以中国生物医学文献数据库（CBM）为例介绍 SinoMed 的其他检索方法。点击 SinoMed 主界面中的"文献检索"，进入 CBM（见图 3-39）。

　　（1）快速检索和智能检索　　快速检索是 SinoMed 跨库检索、单库检索的默认检索途径，进入中国生物医学文献数据库（CBM）检索主页面后，快速检索默认在全部字段内执行检索，且集成了智能检索功能，使检索过程更简单，检索结果更全面。智能检索是基于词表系

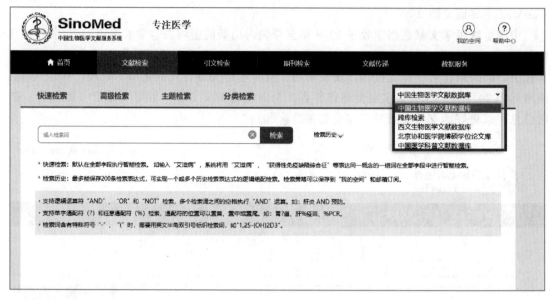

图 3-39 CBM 检索主界面

统，将输入的检索词转换成表达同一概念的一组词的检索方式，即自动实现"检索词及其同义词（含主题词、下位主题词）"的同步检索，是基于自然语言的主题概念检索。例如输入"阿尔茨海默病"，系统将用"阿尔茨海默病"、"老年性痴呆"等表达同一概念的一组词在全部字段中进行智能检索。

实际的检索表达式为:"阿尔茨海默病"[全部字段] OR"阿尔茨海默型老年性痴呆"[全部字段] OR"老年性痴呆"[全部字段] OR"阿尔茨海默型痴呆"[全部字段] OR"原发性老年退行性痴呆"[全部字段] OR"急性精神错乱的老年性痴呆"[全部字段] OR"早老性痴呆症"[全部字段] OR"迟发性阿尔茨海默病"[全部字段] OR"病灶发作阿尔茨海默氏病"[全部字段] OR"早发性阿尔茨海默病"[全部字段] OR"早老阿尔茨海默痴呆"[全部字段] OR"阿尔茨海默病"[主题词]。过程和结果见图 3-40。在检索结果界面中可以进一步二次检索，或者对检索结果进一步的限定和筛选。

支持逻辑运算符"AND"、"OR"和"NOT"检索，输入多个检索词时，词间如果用空格分隔，默认为"AND"逻辑组配关系。支持单字通配符（?）和任意通配符（%）检索，通配符的位置可以置首、置中或置尾。检索词含有特殊符号"-"、"（）"时，需要用英文半角双引号标识检索词，如"1,25-(OH)$_2$D3"。

（2）高级检索　点击图 3-39 的"高级检索"，进入高级检索界面（图 3-41）。通过检索表达式生成器来构建检索表达式，也可在检索输入框直接输入或修改检索表达式后进行检索。检索字段丰富，检索方式灵活方便，不仅可以实现对多个检索表达式间的逻辑组配检索，同时支持智能检索、精确检索等多种检索功能，还可进行多角度限定检索。

SinoMed 提供了 22 个检索字段，分别是常用字段、全部字段、核心字段、中文标题、英文标题、摘要、关键词、主题词、特征词、分类号、作者、第一作者、通讯作者、作者单位、第一作者单位、通讯作者单位、地区、刊名、出版年、期、ISSN、基金。

如在 CBM 中查找南昌大学公共卫生学院吴磊作为作者发表的衰老方面的文献，可以进行如下操作：第一步，进入 CBM 高级检索，在构建表达式中选择"作者"，输入"吴磊"，

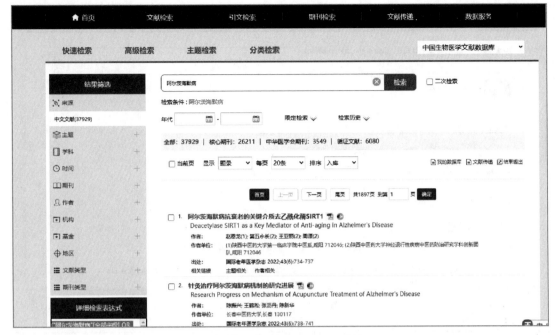

图 3-40　快速检索的过程和结果

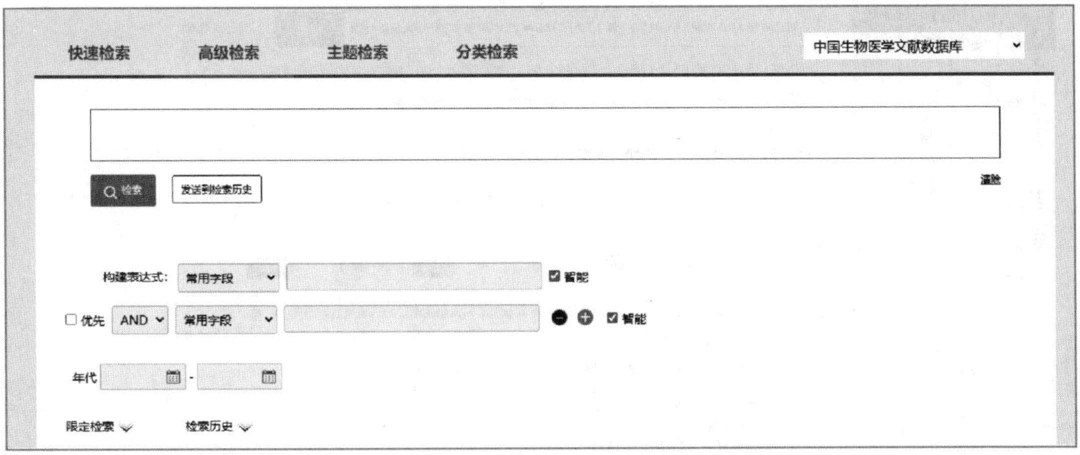

图 3-41　高级检索界面

这里默认精确检索，在智能提示下选择其所在单位名称"南昌大学公共卫生学院〔江西〕"。第二步，增加"检索框"，选择"常用字段"，输入"衰老"，这里默认智能；三个检索之间选择"AND"，点击"检索"按钮即可检索。过程和结果见图 3-42 和图 3-43。也可进一步限定"年代、文献类型、研究对象年龄、性别"等。值得注意的是，一旦设置了限定条件，除非取消，否则在后面的检索过程中，限定条件一直有效。

（3）主题检索　美国国立医学图书馆《医学主题词表（MeSH）》中译本、《中国中医药学主题词表》是 SinoMed 进行主题标引和主题检索的依据。

主题检索是基于主题概念检索文献，支持多个主题词同时检索，有利于提高查全率和查准率。通过选择合适的副主题词、设置是否加权（即加权检索）、是否扩展（即扩展检索），可使检索结果更符合检索需求。

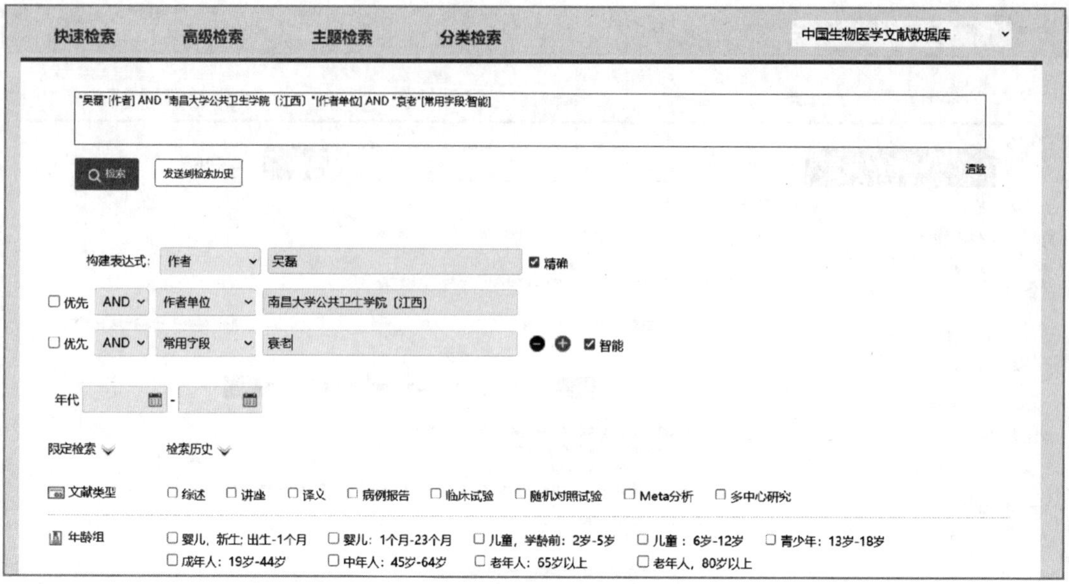

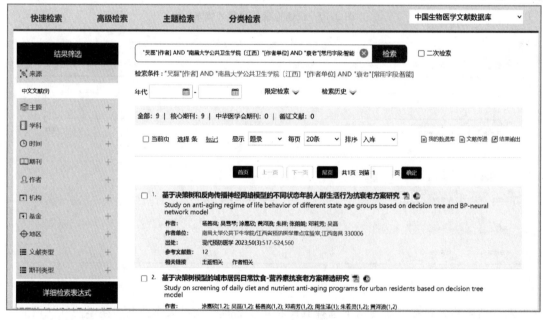

图 3-42　高级检索过程

图 3-43　高级检索结果

　　输入检索词后，系统将在《医学主题词表（MeSH）》中译本及《中国中医药学主题词表》中查找对应的中文主题词。也可通过"主题导航"，浏览主题词树查找需要的主题词。

　　例如，在 CBM 的"主题检索"中查找"阿尔茨海默病的预防"方面的文献。可以进行如下操作：

　　第一步，进入 CBM 的主题检索页面，在检索框中输入"阿尔茨海默病"后，点击"查找"按钮。浏览查找结果，在列出的主题词中点击"阿尔茨海默病"，见图 3-44。款目词是指主题词的同义词、近义词。也就是输入这些款目词后查找到的主题词均为"阿尔茨海默病"。

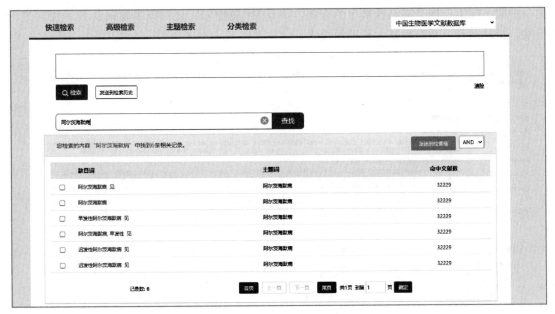

图 3-44　主题检索-查找主题词

第二步，在主题词注释详细页面，显示了该主题词可组配的副主题词、主题词的详细解释和所在的树形结构。可以根据检索需要，选择是否"加权检索"、"扩展检索"。"阿尔茨海默病的预防"可以选择副主题词"PC 预防和控制"，然后点击"发送到检索框"，点击检索（见图 3-45～图 3-47）。

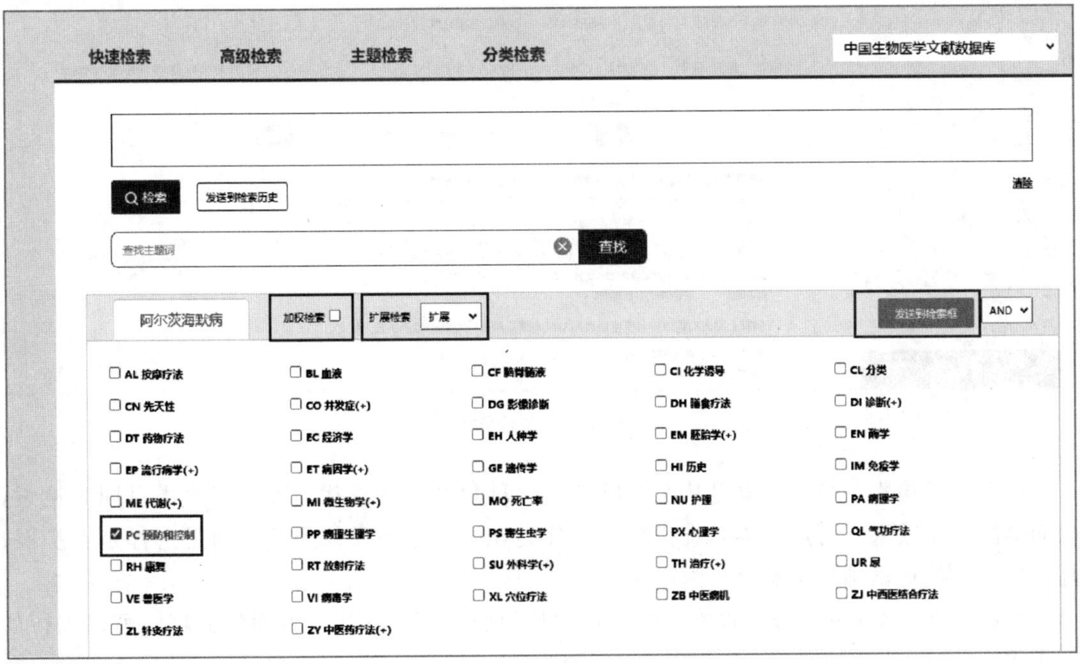

图 3-45　主题检索-选择副主题词

注意，这里的加权是反映主题词对文献重要内容表征作用的一种手段。一般来说，加权主题词与文献核心内容的关联性相较于非加权主题词而言，要更为紧密。因此"加权检索"

是一种缩小检索范围、提高检准率的有效方法；"扩展检索"是对该主题词及其下位词进行检索，相对而言，是一种扩大范围的检索。

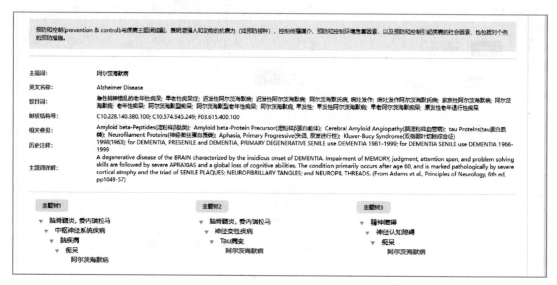

图 3-46 主题检索-主题词、副主题词注释和主题树

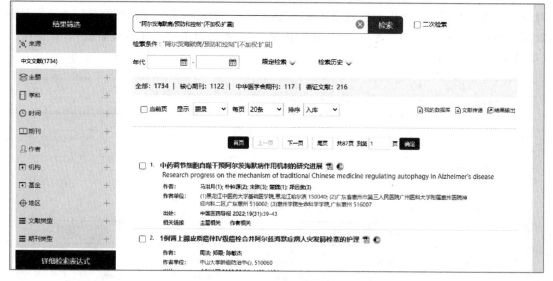

图 3-47 主题检索结果

（4）分类检索 分类检索是从文献所属的学科角度进行查找，支持多个类目同时检索，从而提高检索效果。可用"类名查找"或"分类导航"定位具体类目，通过选择是否扩展、是否复分，使检索结果更符合检索需求。

例如，在 CBM 的"分类检索"中查找"肺肿瘤的药物疗法"方面的文献。可以进行如下操作：

第一步，在 CBM 分类检索页面的检索框中输入"肺肿瘤"后点击"查找"，在列出的所有分类名中查找"肺肿瘤"，点击分类名"肺肿瘤"。

第二步，在分类词注释详细页面，显示了该分类可组配的复分号、详细解释和所在的树形结构。可以根据检索需要，选择是否"扩展检索"。见图3-48。

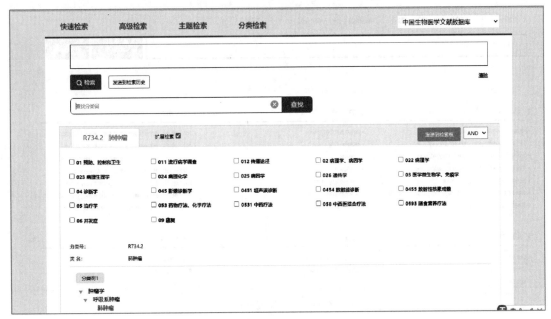

图 3-48　分类检索过程

　　"肺肿瘤的药物疗法"可选择分类号"药物疗法、化学疗法"，添加后"发送到检索框"，再点击"检索"按钮，即可检索出"肺肿瘤的药物疗法"方面的文献。见图3-49。

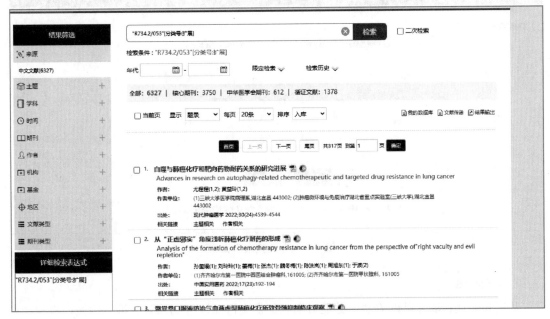

图 3-49　分类检索结果

　　（5）单篇搜索　单篇搜索是 SinoMed 为方便用户提供的一个小工具，在首页相关工具中点击"单篇搜索"链接（图3-50），帮助从 CBM 或 WBM 中快速精确查找特定文献。单篇搜索界面见图3-51。

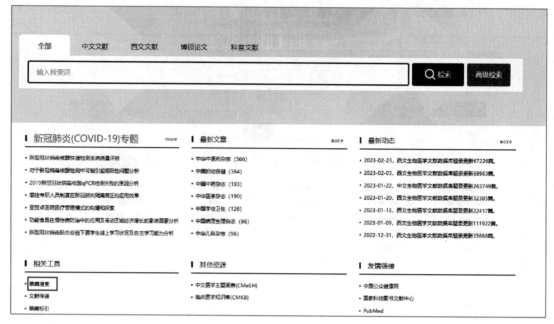

图 3-50　单篇搜索链接

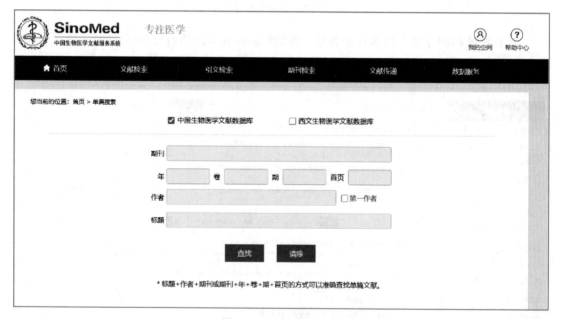

图 3-51　单篇搜索界面

3. 期刊检索

从期刊途径获取文献的方法，并能对期刊的发文情况进行统计与分析。例如，检索"中华流行病学杂志"2021 年第 3 期的文献。检索步骤如下：

第一步，进入期刊检索界面，在检索入口选择"刊名"，输入"中华流行病学杂志"后，点击"查找"（图 3-52）。在列出的所有期刊中查找"中华流行病学杂志"，点击刊名。或者也可以利用刊名首字母浏览寻找。

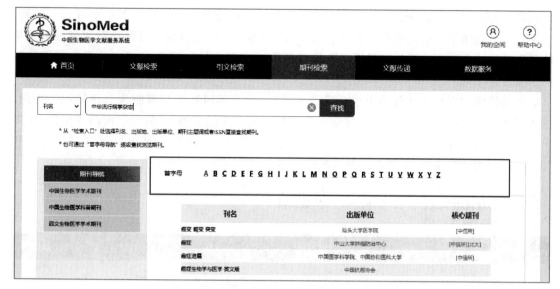

图 3-52　期刊检索界面

第二步，在期刊详细信息界面（图 3-53），在"收录汇总"中点击"2021年"右侧的展开标识，选择"3"期，即检索出"中华流行病学杂志"2021年第 3 期的文献。

需要注意的是，若在"在本刊中检索"输入框中输入文字，则意味着在该刊的限定卷期内查找特定主题的文献。若勾选"含更名"，则指在该刊所有卷期及变更前后的所有刊中进行检索。

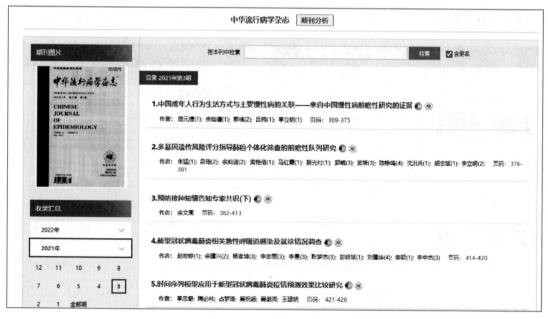

图 3-53　期刊详细信息界面

4. 引文检索

引文检索支持从被引文献题名、主题、作者、第一作者、出处、机构、第一机构及被引基金等途径查找引文，帮助用户了解感兴趣文献在生物医学领域的引用情况。它支持对检索结果从"发表时间、期刊、作者、机构、期刊类型"维度做进一步限定和聚类筛选。此外，引文检索还提供了"引文追踪"和"引文分析"功能。"引文追踪"可以查看文献最近 5 年的被引次数，创建引文报告可提供"总被引频次"、"篇均被引频次"、"H 指数"等多维度的引文分析结果。

如以检索"南昌大学公共卫生学院于 2018—2022 年间发表文献的被引用情况"为例。进入引文检索页面（见图 3-54），检索入口选择"被引文献机构"，输入"南昌大学"，在弹出的提示框中选择"南昌大学公共卫生学院〔江西〕"，在发表年代处选择"2018"和"2022"，点击"检索"，即可查看到所需结果（见图 3-55）。

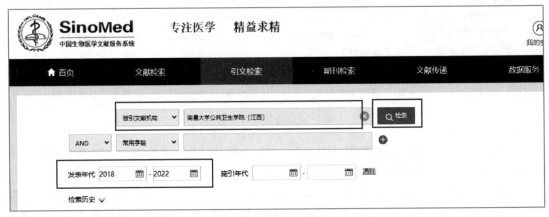

图 3-54　引文检索界面

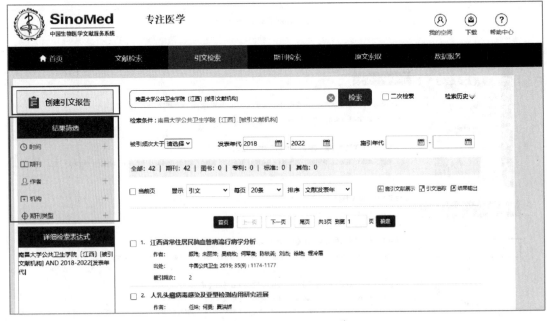

图 3-55　引文检索结果

5. 检索结果的处理

（1）检索结果显示　例如，文献检索结果概览界面，可以设置显示的格式（题录、文摘）、每页显示的条数（20 条、50 条、100 条）、排序的规则（入库、年代、作者、期刊、相关度、被引频次），并且可以进行翻页操作和指定页数跳转操作。

（2）检索结果分组　例如，中国生物医学文献数据库重点对核心期刊、中华医学会期刊及循证文献分组集中展示。其中，核心期刊是指被《中文核心期刊要目总览》或者《中国科技期刊引证报告》收录的期刊；中华医学会期刊是指由中华医学会编辑出版的医学期刊；循证文献是指 SinoMed 系统对检索结果进行循证医学方面的策略限定所得的结果。

（3）检索结果聚类　检索结果界面左侧，按照来源、主题、学科、时间、期刊、作者、机构、基金、地区、文献类型、期刊类型 11 个维度对检索结果进行聚类。点击统计结果数量可以在检索结果界面中展示所需内容。在中国生物医学文献数据库中最多支持 200000 条文献的结果统计。

① 主题统计是按照 2017 版《中文医学主题词表（CMeSH）》进行展示的，最多可以展示到第 6 级内容。

② 学科统计是按照《中国图书馆分类法医学专业分类表》进行展示的，最多展示到第 3 级内容。

③ 期刊、作者和地区的统计是按照由多到少的统计数量进行排序的，默认显示 10 条，点击"更多"显示统计后的前 50 条。

④ 时间统计是按照年代进行排序的，默认显示最近 10 年，点击"更多"显示最近 50 年。

点击检索结果界面右侧，结果统计处的"分析"按钮，可查看从主题、学科、作者、期刊、时间、地区六方面的分布统计。点击"结果浏览"可查看限定后的结果。系统还通过统计图来展示限定检索后的详细内容，并提供保存或打印功能。

（4）检索结果输出　在检索结果界面，用户可根据需要，点击结果输出，选择输出方式、输出范围、保存格式（图 3-56）。输出方式包括 SinoMed、NoteExpress、EndNote、RefWorks、NoteFirst；输出范围可以选择标记记录、全部记录（最多 500 条）、当前页记录，还可以自定义记录号；保存格式包括题录、文摘、自定义、参考文献、查新。

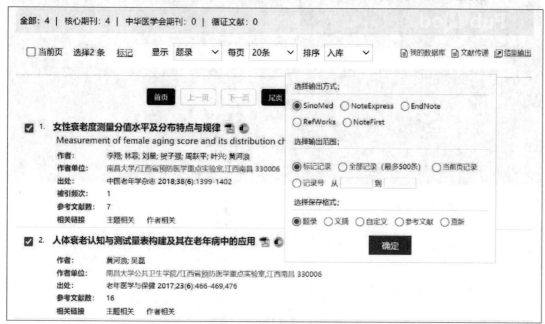

图 3-56　检索结果输出

6. 个性化服务

注册个人账户后，用户即可拥有 SinoMed 的"我的空间"权限，享有检索策略定制、检索结果保存与订阅、检索内容主动推送、邮件提醒、文献引用追踪等个性化服务。

二、英文数据库资源（以 PubMed 为例）

（一）概述

1. 历史沿革

PubMed 是一个免费资源，支持生物医学和生命科学文献的搜索和检索，旨在改善全球和个人健康。自 1996 年起在网上向公众开放，由美国国立医学图书馆（National Library of Medicine，NLM）所属的国家生物技术信息中心（National Center for Biotechnology Information，NCBI）开发和维护。PubMed 数据库包含超过 3500 万的生物医学文献引用和摘要，其文献主要来自生物医学和健康领域，以及生命科学、行为科学、化学科学和生物工程等相关学科。该数据库是一个文摘类数据库，并不包括期刊论文的全文，但可能提供指向全文提供者（付费或免费）的链接。

PubMed 的前身是 1879 年 NLM 出版的《医学索引》（Index Medicus，IM），1964 年 NLM 开始研制医学文献分析与检索系统（Medical Literature Analysis and Retrieval System，MEDLARS），1971 年正式建成该系统的联机数据库 MEDLINE 并提供联机检索服务。20 世纪 80 年代，发行了 MEDLINE 光盘版。20 世纪 90 年代，NCBI 提供免费的 PubMed 检索。PubMed 具有信息资源丰富、信息质量高、更新及时、检索方式灵活多样、链接功能强大、使用免费等特点，因而深受广大用户的喜爱，是目前使用最广泛的免费检索系统。图 3-57 为 PubMed 主页截图。

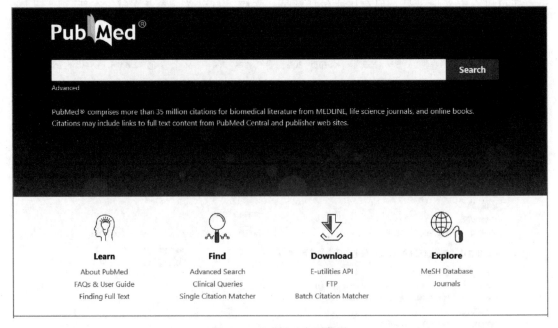

图 3-57　PubMed 主页截图

2. 文献来源

PubMed 的文献来源包括 MEDLINE、PubMed Central（PMC）和 Bookshelf。

（1）MEDLINE MEDLINE 是 PubMed 的最大组成部分，主要包括 MEDLINE 所选择期刊的引文和以 MeSH（医学主题词表）为索引的文章。

（2）PubMed Central（PMC） PMC 文章的引用，构成了 PubMed 的第二大组成部分。PMC 是一个全文档案，包括 NLM 审查和选择存档的期刊文章（当前和历史），以及根据资助者政策收集的用于存档的单篇文章。

（3）Bookshelf PubMed 的最后一个组件是在 Bookshelf 上提供的书籍和一些单独章节的引用。Bookshelf 是与生物医学、健康和生命科学相关的书籍、报告、数据库及其他文件的全文存档。

3. 记录的字段

PubMed 中供检索和显示的字段共 60 多个。

（二）检索方法

1. 基本检索

基本检索指在 PubMed 主页的检索框中直接输入检索词进行检索。基本检索支持布尔逻辑检索、自动词语匹配检索、字段检索、截词检索、精确检索和著者检索等功能。另外，在检索框中输入词进行检索时，PubMed 还具有智能拼写检查及词语自动提示功能，帮助用户正确选词。

（1）布尔逻辑检索 PubMed 支持"AND、OR、NOT"三种布尔逻辑运算。如在检索框中直接输入几个检索词，系统默认这些词之间是"AND"逻辑组配关系。

（2）自动词语匹配检索 在检索框中输入未加任何限定的有意义的检索词，点击"Search"，系统会按照自动词语匹配的原理进行检索，并返回检索结果。这个功能与 SinoMed 的类似。其检索原理是：对输入的检索词，系统会依次在 MeSH 转换表、刊名转换表、著者全称转换表或著者索引等中进行搜索。如果在相应的转换表中找到匹配的词，系统将自动转换为相应的 MeSH 主题词、刊名或著者进行检索，同时将检索词限定在"All Fields"（所有字段）中进行检索，两者之间执行"OR"布尔逻辑运算。如果输入多个检索词或短语词组，系统会继续将其拆分为单词后分别在"All Fields"中检索，单词之间的布尔逻辑关系为 AND。

例如，检索"阿尔茨海默病的治疗"，输入检索词"alzheimer therapy"，点击"Search"按钮。检索过程和结果见图 3-58 和图 3-59。检索结果的页面中可以通过限定文献类型、发表时间、是否有全文等条件进一步二次检索，例如，想要检索 Meta 分析的文章，则在"Meta-Analysis"前面的框中打钩。与 SinoMed 一样，一旦设置了限定条件，除非取消，否则在后面的检索过程中，限定条件一直有效。

（3）字段检索 检索语法为检索词[字段标识]，如 leptin[ti]，可以检索题名中有"leptin"的文献。

PubMed 中的字段名有：Affiliation、All Fields、Author、Author-Corporate、Author-First、Author-Identifier、Author-Last、Book、Conflict of interest Statements、Date-Completion、Date-Create、Date-Entry、Date-MeSH、Data-Modification、Date-Publication、EC/RN Number、

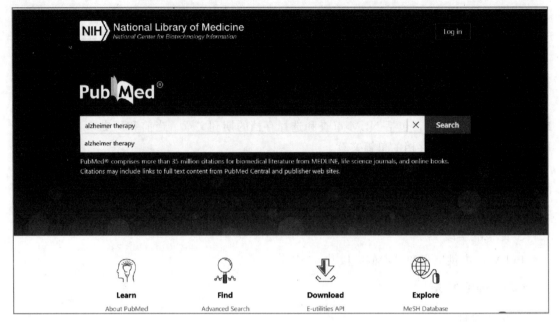

图 3-58　基本检索过程

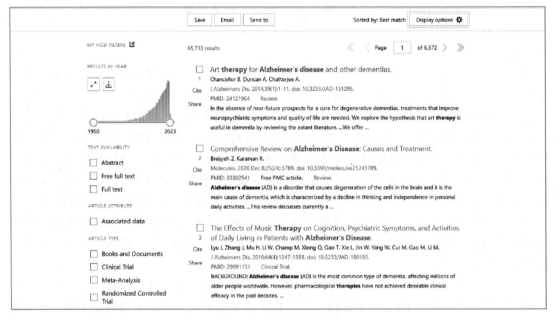

图 3-59　基本检索结果

Editor、Filter、Grants and Funding、ISBN、Investigator、Issue、Journal、Language、Location ID、MeSH Major Topic、MeSH Subheading、MeSH Terms、Other Term、Pagination、Pharmacological Action、Publication Type、Publisher、Secondary Source ID、Subject-Personal Name、Supplementary Concept、Text Word、Title、Title/Abstract、Transliterated Title、Volume。

（4）截词检索　使用"*"来实现截词检索。如输入"flavor*"可检索出"flavored，

flavorful，flavoring"等以"flavor"开头的词语。截词检索最多可以截取 600 个单词，如果超过 600 个，系统会提醒将词根加长以检索出所有包含该词根的检索词的文献。

（5）精确检索　将检索词加上双引号进行检索时，PubMed 关闭自动词语匹配功能，直接将该短语作为一个检索词进行检索，避免了自动词语匹配时将短语拆分可能造成的误检，可提高查准率。例如，输入"gene therapy"，PubMed 会在所有可检索字段中查找含有短语 gene therapy 的文献。

（6）著者检索　在检索框中输入著者姓名，PubMed 会自动执行著者检索。著者检索时，一般采用姓在前（用全称），名在后（首字母缩写）。2002 年起也可以采用著者全称进行检索。

当进行字段检索、截词检索、精确检索、著者检索时，自动词语匹配功能关闭。

2. 高级检索

在 PubMed 主页点击"Advanced"可以进入高级检索（Advanced Search）界面。高级检索将检索式构建器和检索历史整合于同一界面。检索式构建器（Builder）可借助索引功能来辅助构建检索式；检索历史（History）包括"检索式序号、检索式在后台运行的详细情况、检索式、检索时间及检索结果数"。

使用高级检索式构建器检索特定字段中的术语，如作者或期刊。对于某些字段，自动完成功能将在键入检索词时提供建议。从"All Fields"下拉菜单中，选择要设定的字段。将构建器中的检索词添加到查询框中以构造检索式。默认的布尔运算符是"AND"；如果需要，从下拉菜单中选择"OR"或"NOT"。向查询框添加检索式后，单击"Search"或"Add to History"运行检索。

例如，检索黄河浪教授的关于阿尔茨海默病的文献。在下拉菜单中的"All Fields"的字段条件下，输入"alzheimer"，点击"ADD"，然后在下拉菜单中选择"Author"，输入检索词"Huang, Helang"，点击"AND"，点击"Search"，过程和结果见图 3-60 和图 3-61。

高级检索界面中，可以将检索历史中的检索式序号发送到检索式构建器中进行构建检索式。如"♯1 AND ♯3"，可检索出第一次检索和第三次检索的结果中交叉的文献。

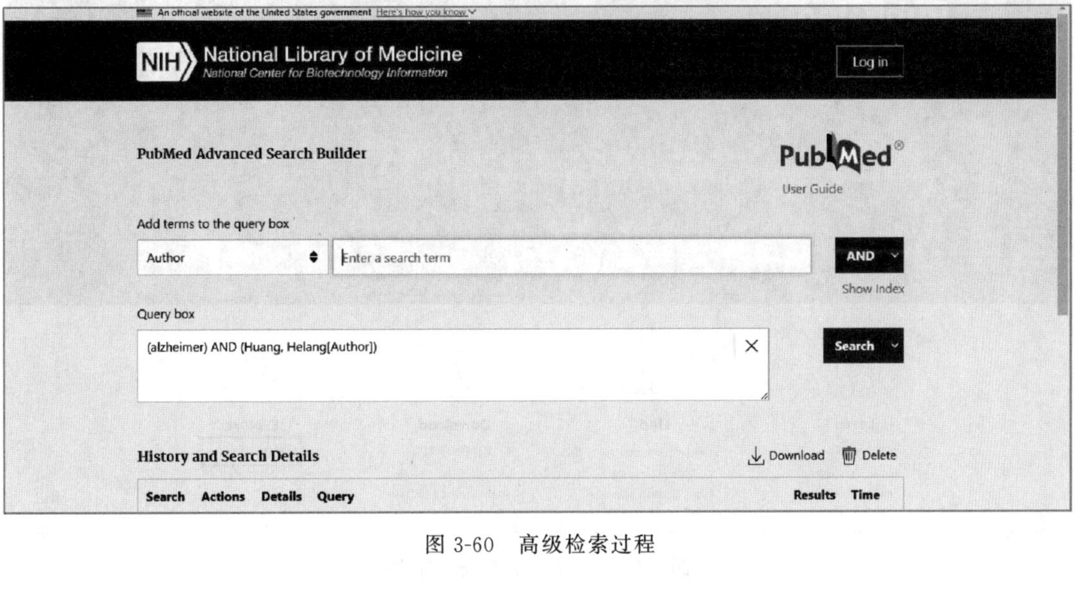

图 3-60　高级检索过程

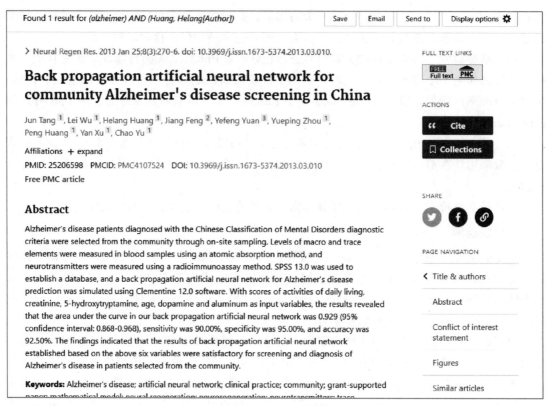

> Neural Regen Res. 2013 Jan 25;8(3):270-6. doi: 10.3969/j.issn.1673-5374.2013.03.010.

Back propagation artificial neural network for community Alzheimer's disease screening in China

Jun Tang [1], Lei Wu [1], Helang Huang [1], Jiang Feng [2], Yefeng Yuan [3], Yueping Zhou [1], Peng Huang [1], Yan Xu [1], Chao Yu [1]

Affiliations + expand
PMID: 25206598   PMCID: PMC4107524   DOI: 10.3969/j.issn.1673-5374.2013.03.010
Free PMC article

FULL TEXT LINKS

FREE Full text PMC

ACTIONS

❝ Cite

🔖 Collections

SHARE

PAGE NAVIGATION

‹ Title & authors

Abstract

Conflict of interest statement

Figures

Similar articles

Abstract

Alzheimer's disease patients diagnosed with the Chinese Classification of Mental Disorders diagnostic criteria were selected from the community through on-site sampling. Levels of macro and trace elements were measured in blood samples using an atomic absorption method, and neurotransmitters were measured using a radioimmunoassay method. SPSS 13.0 was used to establish a database, and a back propagation artificial neural network for Alzheimer's disease prediction was simulated using Clementine 12.0 software. With scores of activities of daily living, creatinine, 5-hydroxytryptamine, age, dopamine and aluminum as input variables, the results revealed that the area under the curve in our back propagation artificial neural network was 0.929 (95% confidence interval: 0.868-0.968), sensitivity was 90.00%, specificity was 95.00%, and accuracy was 92.50%. The findings indicated that the results of back propagation artificial neural network established based on the above six variables were satisfactory for screening and diagnosis of Alzheimer's disease in patients selected from the community.

Keywords: Alzheimer's disease; artificial neural network; clinical practice; community; grant-supported paper; mathematical model; neural regeneration; neuroregeneration; neurotransmitters; trace

图 3-61　高级检索结果

3. 主题词检索

主题词检索与 SinoMed 的方法类似，在 PubMed 主页的 "Explore" 下点击 "MeSH Database"（图 3-62）进入主题词检索界面（图 3-63）。利用主题词检索可查询 MeSH 主题

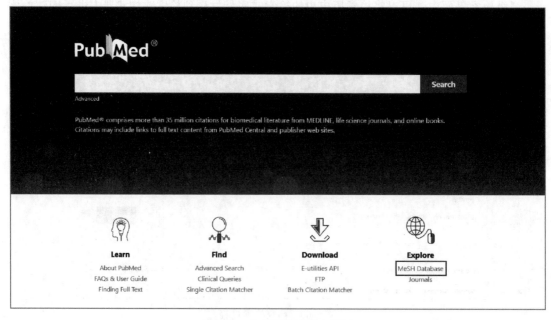

图 3-62　主题词检索进入界面

词的相关信息，即主题词含义、可组配的副主题词（Subheadings）、款目词（Entry Terms）、树状结构号（Tree Numbers）及在树状结构体系中的位置等。

　　主题词检索可以帮助用户利用 MeSH 主题词来构建检索式以优化检索，提高查全率和查准率：①主题词对同一概念的不同表达方式进行了规范；②主题词的树状结构体系可以很方便地进行扩展检索；③主题词还可以"组配"相应的副主题词；④主要主题词（Major Topic）勾选"Restrict to MeSH Major Topic"来实现。

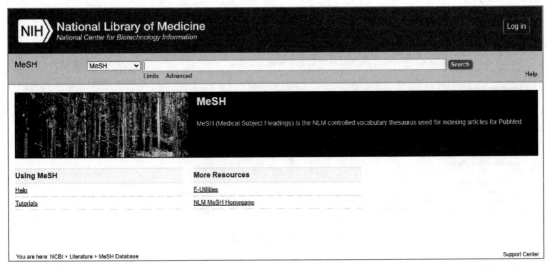

图 3-63　主题词检索界面

　　例如，要查找"阿尔茨海默病的预防"方面的文献，在 MeSH 检索界面中，在检索框中输入"alzheimer"，点击"Search"按钮。检索过程和结果见图 3-64、图 3-65。

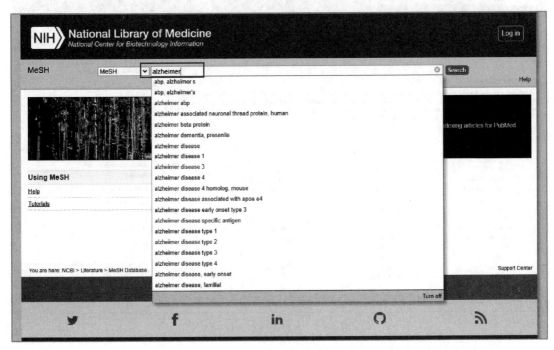

图 3-64　主题词检索过程

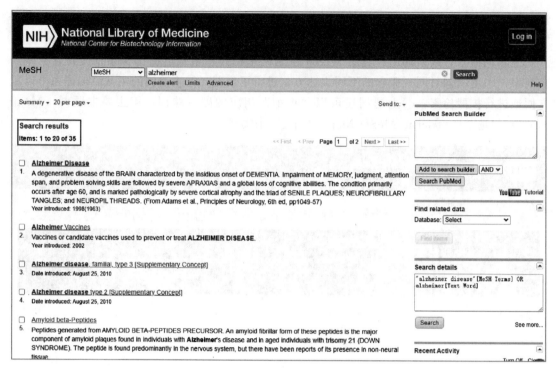

图 3-65　主题词检索结果

点击结果中的第一个主题词 "Alzheimer Disease"，进入主题词详细情况界面，见图 3-66、图 3-67 和图 3-68。

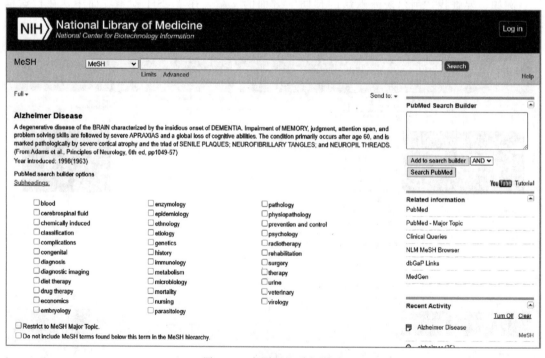

图 3-66　主题词的副主题词

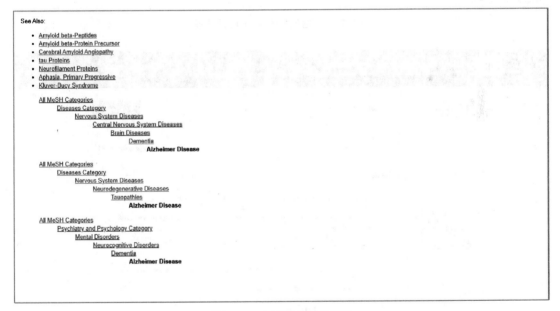

Tree Number(s): C10.228.140.380.100, C10.574.945.249, F03.615.400.100
MeSH Unique ID: D000544
Entry Terms:

- Alzheimer Dementia
- Alzheimer Dementias
- Dementia, Alzheimer
- Alzheimer's Disease
- Dementia, Senile
- Senile Dementia
- Dementia, Alzheimer Type
- Alzheimer Type Dementia
- Alzheimer-Type Dementia (ATD)
- Alzheimer Type Dementia (ATD)
- Dementia, Alzheimer-Type (ATD)
- Alzheimer Type Senile Dementia
- Primary Senile Degenerative Dementia
- Dementia, Primary Senile Degenerative
- Alzheimer Sclerosis
- Sclerosis, Alzheimer
- Alzheimer Syndrome
- Alzheimer's Diseases
- Alzheimer Diseases
- Alzheimers Diseases
- Senile Dementia, Alzheimer Type
- Acute Confusional Senile Dementia
- Senile Dementia, Acute Confusional
- Dementia, Presenile
- Presenile Dementia
- Alzheimer Disease, Late Onset
- Late Onset Alzheimer Disease
- Alzheimer's Disease, Focal Onset
- Focal Onset Alzheimer's Disease
- Familial Alzheimer Disease (FAD)
- Alzheimer Disease, Familial (FAD)
- Familial Alzheimer Diseases (FAD)
- Alzheimer Disease, Early Onset
- Early Onset Alzheimer Disease
- Presenile Alzheimer Dementia

图 3-67　主题词的款目词

See Also:

- Amyloid beta-Peptides
- Amyloid beta-Protein Precursor
- Cerebral Amyloid Angiopathy
- tau Proteins
- Neurofilament Proteins
- Aphasia, Primary Progressive
- Kluver-Bucy Syndrome

All MeSH Categories
　　Diseases Category
　　　　Nervous System Diseases
　　　　　　Central Nervous System Diseases
　　　　　　　　Brain Diseases
　　　　　　　　　　Dementia
　　　　　　　　　　　　Alzheimer Disease

All MeSH Categories
　　Diseases Category
　　　　Nervous System Diseases
　　　　　　Neurodegenerative Diseases
　　　　　　　　Tauopathies
　　　　　　　　　　Alzheimer Disease

All MeSH Categories
　　Psychiatry and Psychology Category
　　　　Mental Disorders
　　　　　　Neurocognitive Disorders
　　　　　　　　Dementia
　　　　　　　　　　Alzheimer Disease

图 3-68　主题词的树状结构

　　针对本例，选择副主题词"prevention and control"，可以根据需求选择限制主要主题词"Restrict to MeSH Major Topic"或者是否扩展检索"Do not include MeSH terms found below this term in the MeSH hierarchy"，点击"Add to search builder"，点击"Search PubMed"，见图 3-69。检索结果见图 3-70。

　　目前 MeSH Database 中包含有 18000 多个主题词。构建检索式时，如果有多个主题词，还可以先分别对每个主题词进行检索，再在高级检索的"Search History"中用检索序号进行布尔逻辑运算；也可以通过主题词检索界面的"PubMed Search Builder"进行构建。

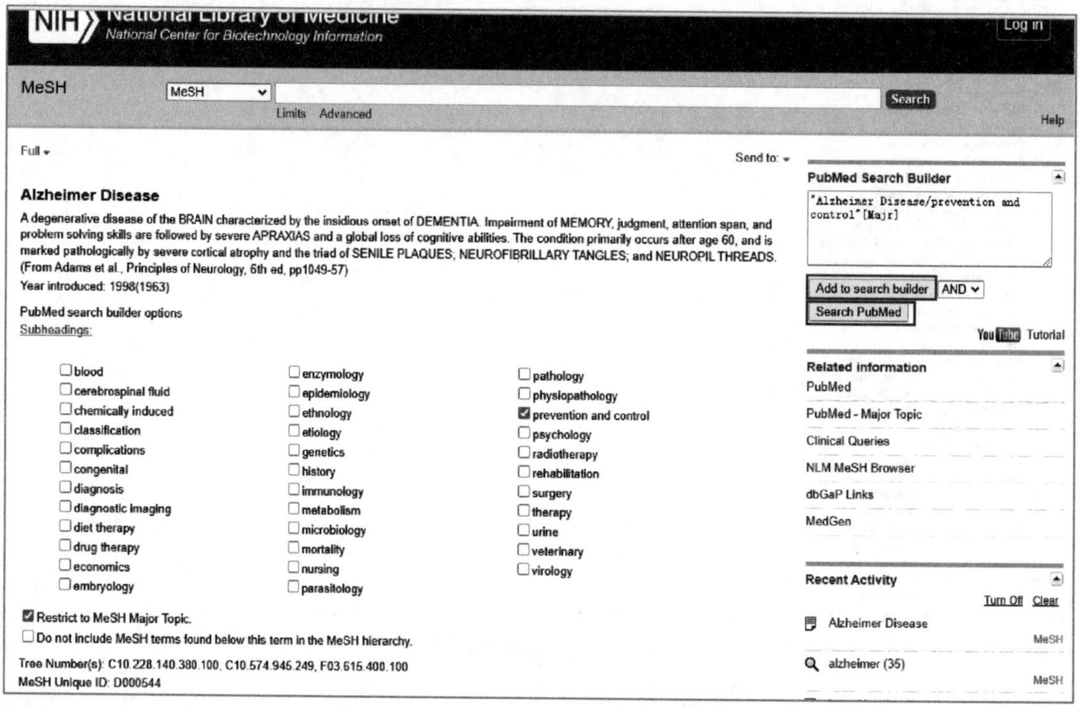

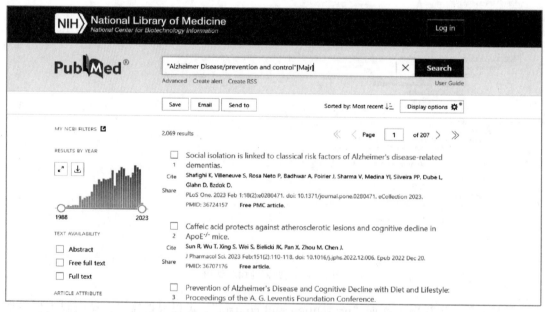

图 3-69　主题词检索-副主题词选择

图 3-70　检索结果

4. 期刊检索

期刊检索可由 PubMed 主页的"Explore"下点击"Journals"进入。期刊检索可查询 PubMed 及 Entrez 平台其他数据库所收录的期刊信息。可从 Topic（主题）、刊名全称、

MEDLINE 刊名缩写、ISSN 等入手进行查询，如图 3-71。

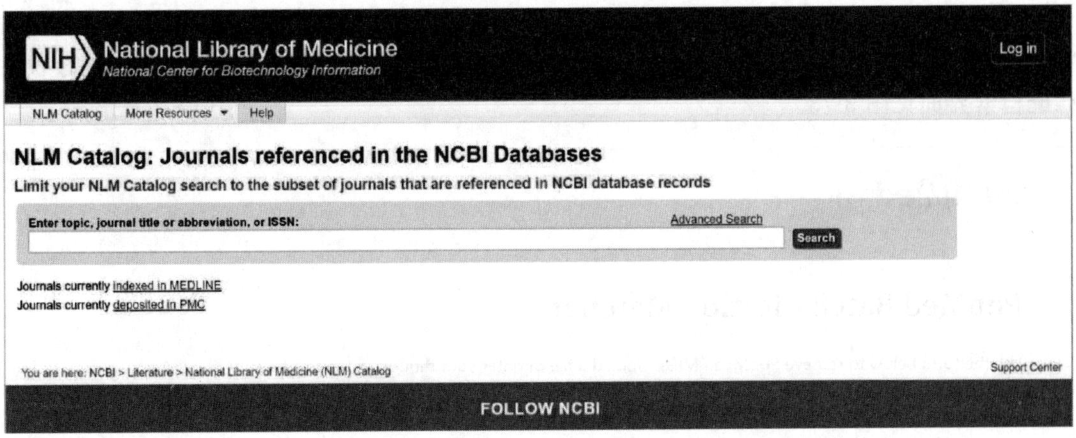

图 3-71　期刊检索

5. 单篇引文匹配检索

单篇引文匹配（Single Citation Matcher）可由 PubMed 主页的"Find"下点击"Single Citation Matcher"进入。单篇引文匹配检索主要用于从文献的基本信息（如刊名，出版日期，期刊的卷、期、起始页码，著者，篇名词等）入手查找文献。单篇引文匹配检索界面见图 3-72。

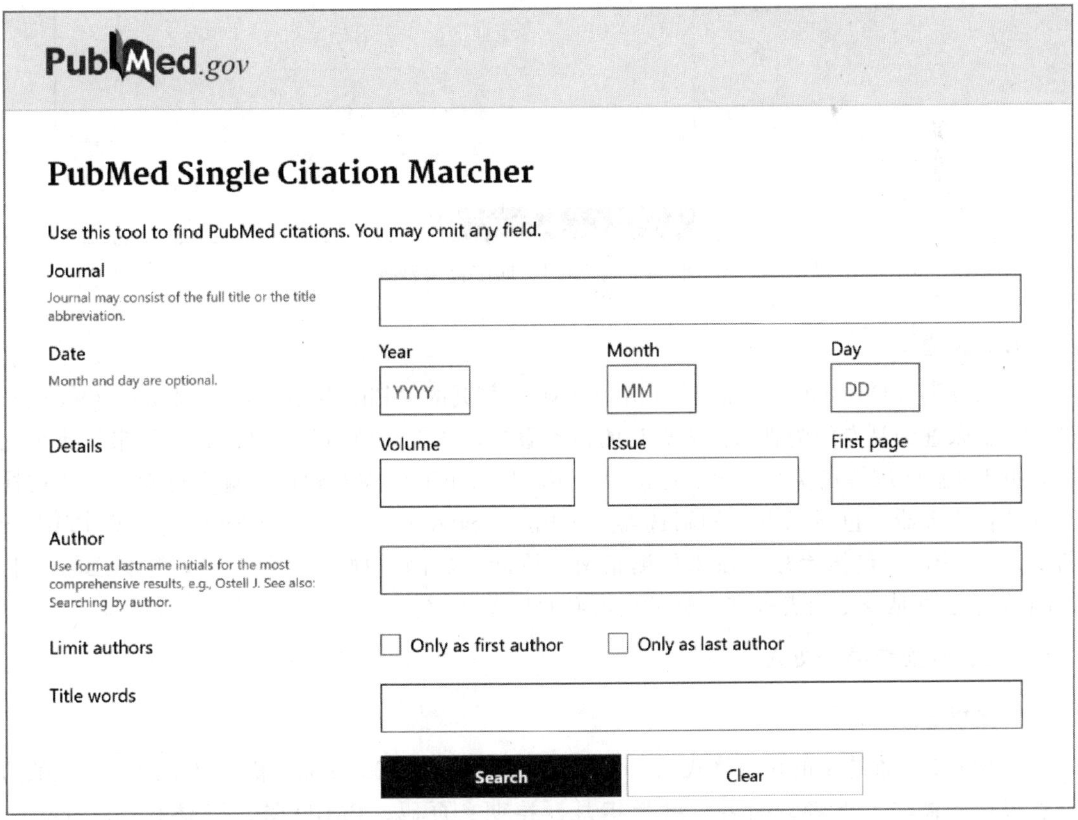

图 3-72　单篇引文匹配检索界面

6. 批量引文匹配检索

批量引文匹配（Batch Citation Matcher）可由 PubMed 主页的 "Download" 下点击 "Batch Citation Matcher" 进入。批量引文匹配检索主要用于批量核对文献信息。批量引文匹配检索界面见图 3-73。

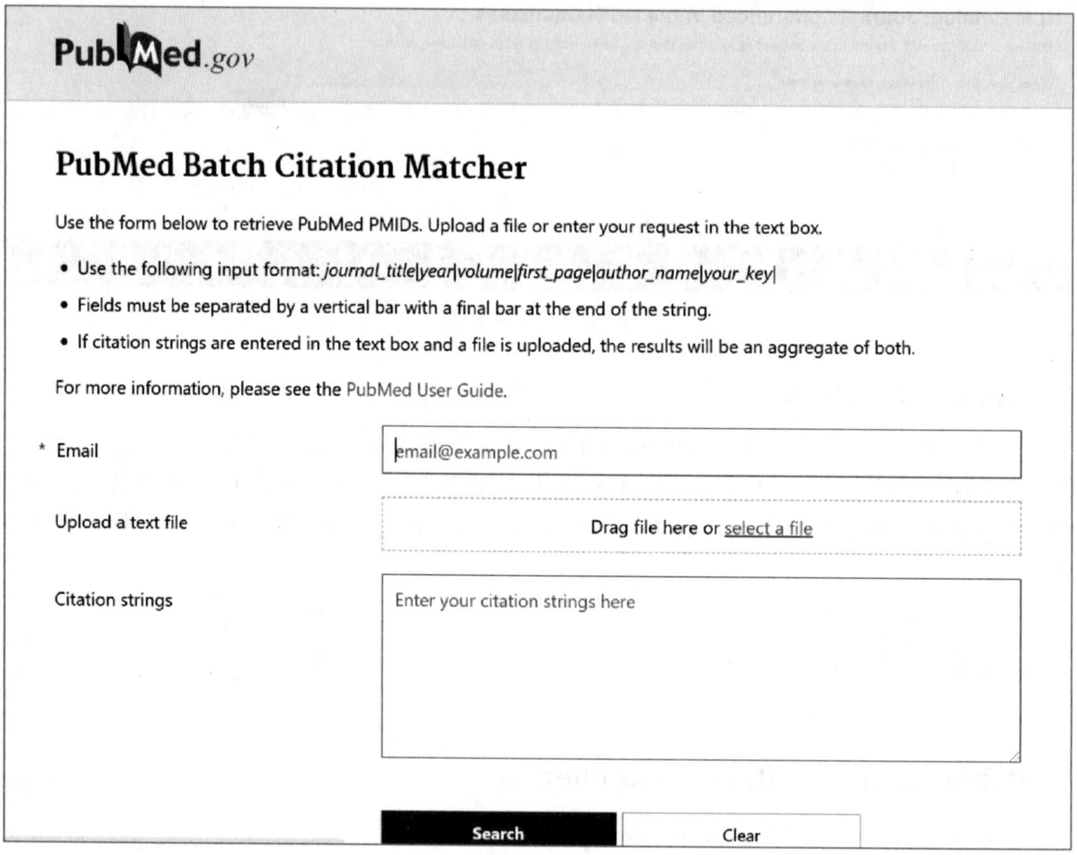

图 3-73　批量引文匹配检索界面

7. 临床查询

临床查询（Clinical Queries）可由 PubMed 主页的 "Find" 下点击 "Clinical Queries" 进入。临床查询是专门为临床医生设计的检索服务，该工具使用预定义的过滤器来快速优化 PubMed 对临床或特定疾病主题的搜索。使用临床查询时，在检索框中输入检索词，并在检索前选择筛选器，包括以下三种筛选器：①Filter category，包括临床研究或者 COVID-19 研究。②Filter，包括治疗、临床预测指南、诊断、病因、预后。③Scope，包括 Broad 和 Narrow，意思是查全或者查准。临床查询界面见图 3-74。

（三）检索结果的处理

1. 结果显示

PubMed 检索结果的显示格式默认为 Summary 格式。Summary 格式显示的每篇文献的信息包括：篇名、著者、刊名、出版年月、卷期、页码、PMID 号、记录状态、Similar articles（相似文献）的链接等（见图 3-75）。

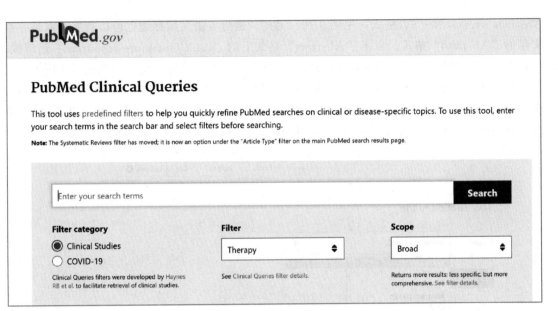

图 3-74　临床查询界面

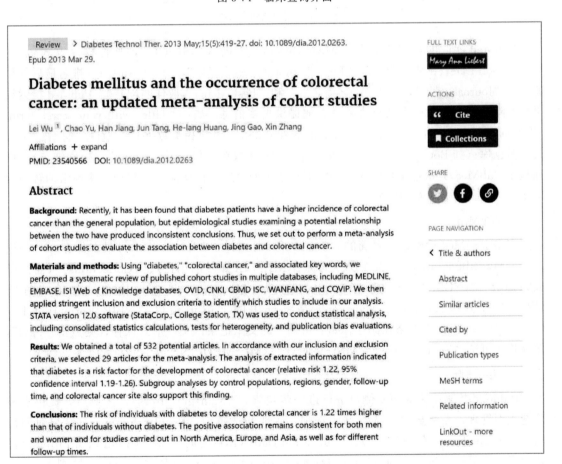

图 3-75　检索结果示例

PubMed 检索结果的显示还可选择其他格式，包括 Summary（text）、PubMed、PMID、

Abstract（text）和 CSV 格式，见图 3-76。另外，通过点击文献标题也可以直接获取某一篇文献的"Abstract"格式。点击"Abstract"格式下的"Link Out-more resources"超链接，可以进一步获取 PubMed 之外的其他资源，包括在线全文数据库、生物学数据库、图书馆馆藏信息、消费者健康信息和研究工具等。如果用户所在的图书馆购买了电子期刊的使用权，图书馆可利用"Link Out"与这些电子期刊所在的全文提供商建立链接，用户在 IP 允许范围内使用 PubMed 时，通过"Link Out"即可直接链接到这些电子期刊获取全文。

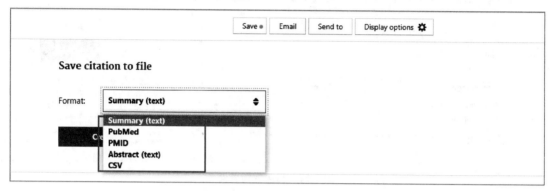

图 3-76　检索结果的导出

PubMed 默认的排序方式是"Most Recent（最新入库时间）"，其他排序方式包括："Publication Date（出版日期）"，"First Author（第一作者）"，"Last Author（排名最后的作者）"，"Journal（期刊）"，"Title（篇名）"和"Best Match（最佳匹配）"。PubMed 检索结果界面除了显示文献检索结果之外，右侧提供更多信息，如："Titles with your search terms（检索词出现在篇名中的文献）"；"Find related data（查找相关数据）"，直接选择在 NCBI 其他数据库（如 Books、Gene、Protein 等）中检索文献；"Search details"（检索细节），详细显示 PubMed 实际完成的检索式，特别是系统如何通过自动词语匹配功能将检索词转换为 MeSH 主题词后的详细检索式。

2. 结果输出

点击 PubMed 检索结果界面的"Send to"，可选择"Clipboard"（可最多保存 500 条记录）、"My Bibliography"（需注册成为拥有 MyNCBI 账号的用户）、"Collections"（需注册成为拥有 MyNCBI 账号的用户）和"Citation Manager"共 4 种检索结果输出方式（图 3-77）。其中"Citation Manager"是将选中的文献记录以"NBIB Formatted File（PubMed）（.nbib）"的格式保存。如要将选中的文献记录以文件形式保存，则点击"Save"，保存格式可选"Summary(txt)、Abstract(txt)、XML、MEDLINE 或 PMID"。

3. 结果筛选

PubMed 检索结果界面左侧可进行进一步检索，"Manage Filters"，注册后，提供多种筛选类型管理。左侧显示筛选类型的选项，主要筛选类型：Results by Year（结果时间范围）、Article Types（文献类型）、Publication Date（出版时间）。在"Additional Filters（额外检索）"下还可进行"Species（物种）、Article Languages（语种）、Sex（性别）、Ages（年龄）和 Other（其他）"的深入筛选。

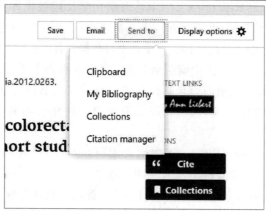

图 3-77　结果输出

三、引文检索系统（以 Web of Science 为例）

（一）概述

文献之间互相引证，由此产生引文数据，从而建立了相应的引文数据库，它不仅可以检索相关文献，而且能显示科学家之间的学术交流，还可以对科研绩效和期刊质量进行评价。

Web of Science（WOS）是世界著名的网络引文检索工具，其前身为美国情报信息研究所于 1958 年创刊的印刷版美国《科学引文索引》，1989 年，其发布 CD-ROM 光盘版，1997 年发展为网络版的 Web of Science，2001 年推出新一代学术信息资源整合平台 Web of Knowledge，将 Web of Science、ISI Proceedings、BIOSIS Previews、Current Contents Connect、Derwent Innovations Index、MEDLINE、INSPEC、Journal Citation Reports 等数据库整合。该核心合集提供高质量的学术信息和研究工具，帮助研究人员获取、分析和管理研究信息。

1. 收录资源

Web of Science 检索系统目前收录了 21800 多种世界权威的、高影响力的学术期刊，学科范围涵盖了自然科学、生物医学、工程技术、社会科学、艺术与人文等领域，其所提供的数据包括（2021 年数据）：

（1）Science Citation Index-Expanded（SCIE，科学引文索引） 可以检索 1900 年以来全世界 178 个学科、9397 种自然科学、工程技术、生物医学领域的权威期刊的文献报道及其引文信息。

（2）Social Sciences Citation Index（SSCI，社会科学引文索引） 是著名的人文社会科学领域的科技文献引文数据库。其内容覆盖了政治、经济、法律、教育、心理、地理、历史等研究领域，目前收录 3400 多种学术期刊。

（3）Arts & Humanities Citation Index（A&HCI，艺术人文引文索引） 可以检索 1975 年以来全世界 28 个学科、1843 多种艺术和人文科学期刊的文献报道及其引文信息。

（4）Conference Proceedings Citation Index（CPCI，会议论文引文索引） 分为 CPCI-S、CPCI-SSH 两个子数据库，汇集了世界上最新出版的会议录资料，包括专著、丛书、预印本以及来源于期刊的会议论文，提供了综合全面、多学科的会议论文资料。

（5）Current Chemical Reactions（CCR，近期化学反应数据库） 收录来自重要期刊及 39 个专利组织的专利所报道的一步或多步"新合成方法"。记录内容包括反应式（总反应流程及详细、准确的分步反应式）、反应条件、产率、书目数据和著者文摘。可回溯至 1840 年。

（6）Index Chemicus（IC，化学索引数据库） 收录世界上重要期刊发表的新颖有机化合物的结构及其重要数据。记录内容包括结构式、反应式、书目信息和著者文摘，许多记录包括从原料到最终产物的反应流程。IC 是关于生物活性化合物和天然产物新信息的重要来源。

（7）Book Citation Index（BkCI，图书引文索引） 专门针对科技图书及专著的引文索引数据库，包括自然科学、社会科学及人文两个版本。

（8）Emerging Sources Citation Index（ESCI，新兴领域引文索引） 主要定位于新兴交叉学科、拥有活力和潜力，且在学术界已经产生一定影响力的期刊。其目的在于补充 SCIE、SSCI 和 A&HCI 三大引文数据库，扩大 Web of Science 核心合集的收录范围。

Web of Science 界面见图 3-78。

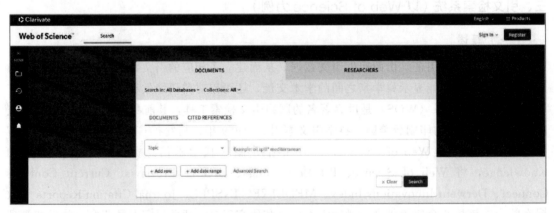

图 3-78　Web of Science 界面

2. Web of Science 的主要功能

① 检索具有高影响力的期刊论文及会议论文，Web of Science 所收录的每一本期刊都是

经过严格挑选的世界权威的、高影响力的学术期刊。

② 从文献引证的角度对文献学术价值、研究人员、研究机构、学术期刊、国家的科研水平等做评估。

③ 了解某一专题研究的发生、发展及变化过程。通过查找某篇（组）论文的参考文献，可以了解早期的相关研究。此外，通过查找论文的引证文献，可以获取一批"发表时间"较近的新文献，进而了解研究的新进展。

④ 借助其强大的分析工具，可以帮助用户快速了解到与其研究专题密切相关的核心科研人员、核心研究机构、核心学术期刊等信息。

（二）检索方法

可以通过 Web of Science 核心合集对其提供的数据库进行访问，可检索到的数据库数量取决于各机构的订购情况。

默认的检索界面见图 3-79，用户能够选择数据库，并限定检索年限。数据库包括：Web of Science Core Collection、BIOSIS Citation Index、Chinese Science Citation Database^{SM}、KCI-Korean Journal Database、MEDLINE®、SciELO Citation Index 等。检索途径包括：基本检索（Basic Search）、被引参考文献检索（Cited Reference Search）、高级检索（Advanced Search）、作者检索（Author Search）等。

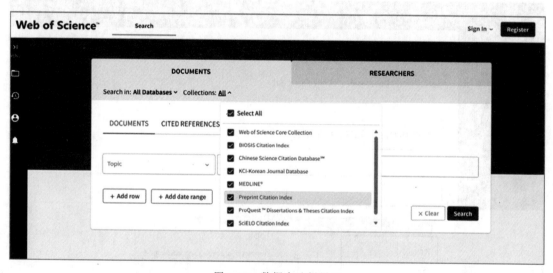

图 3-79　数据库选择界面

1. 基本检索

进入 Web of Science 后，默认为基本检索（Basic Search），用于查询被 Web of Science 核心合集收录的期刊论文、会议论文等文献来源信息。可以在检索界面的一个或多个栏目框中输入检索词，如果在多个栏目框输入检索词，则系统会自动将所有检索项"AND"起来，也可用布尔运算符在同一栏目框中进行组合检索。

（1）Web of Science 常用检索规则

① 检索运算符：包括五种，按运算顺序依次为"NEAR/x"、"SAME"、"NOT"、"AND"、"OR"，使用括号可忽略运算符的优先级别，括号内的表达式优先执行。

② 通配符：可以用"*"、"?"和"$"进行截词检索，其中"*"代表 0 到多个字

符。可左截词也可右截词。"?"代表 1 个字符，"$"代表 0 或 1 个字符。

③ 检索词不区分大小写。

④ 可以使用引号进行词组检索，这样能使检索结果更加精确。

（2）可供检索的字段（见图 3-80）

① 主题字段（Topic）。

② 文献题目字段（Title）。

③ 作者字段（Author）。

④ 作者识别号字段（Author Identifiers）。

⑤ 团体作者字段（Group Author）。

⑥ 出版物名称字段（Publication Name）。

⑦ 出版年字段（Year Published）。

⑧ 地址字段（Address）。

此外，还可以对"摘要（Abstract）"、"出版日期（Publication Date）"等项目进行检索。

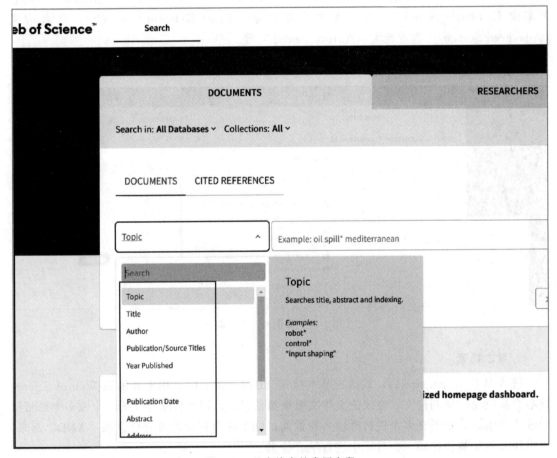

图 3-80 基本检索的常用字段

2. 作者检索

点击主页面"RESEARCHERS"进入作者检索界面（见图 3-81）。在检索框中输入作者姓名。系统也可从作者的研究领域以及作者的机构两种途径对同名作者进行甄别。如该作者在"Researcher ID.com"上注册，则可显示其"Researcher ID"，并提供该作者科研信息的链接。

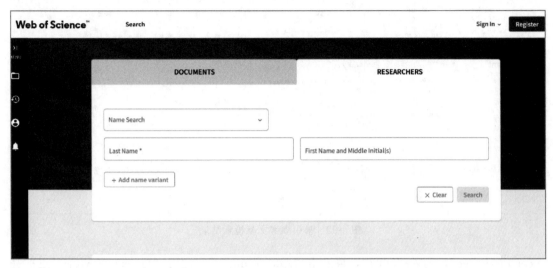

图 3-81　作者检索界面

3. 被引参考文献检索

被引参考文献检索（Cited Reference Search）也叫引文检索，点击主页的"CITED REFERENCES"进入检索界面，能够查询被引用文献的信息。通过被引参考文献检索，可以查找到有哪些后发表的论文引用了该文献（即参考文献），从而了解后人对该文的评价、利用、改进等信息。可以从以下四个方面检索某一篇文献的被引用情况。

（1）被引作者（Cited Author）　输入"被引作者的姓名"进行检索，姓名采用首字母。

（2）被引著作（Cited Work）　输入"被引刊名"、"书名"的缩写形式，或"专利号"进行检索，可以查阅"期刊缩写列表"链接搜索刊名的缩写形式。

（3）被引标题（Cited Title）　输入"被引文献的题目"或若干个"题名词"进行检索。

（4）被引参考文献的出处　包括"被引年代（Cited Year）"、"被引期刊卷号（Cited Volume）"、"被引期刊期号（Cited Issue）"、"被引页（Cited Pages）"。

如欲检索"Abe Namiko"发表在期刊 Cell 上的文章被引用情况，选择被引作者字段，输入"Abe Namiko"，被引著作字段输入"Cell"，则检索结果如图 3-82 所示。可见"Abe Namiko"有 1 篇发表在期刊"Cell"的文献被人引用，其发表于 2015 年。每篇文献均显示其引用信息，以发表于 2015 年的文献为例，有 161 篇文献引用了该论文，点击"完成检索"按钮后，则显示这些引用文献的信息。

4. 高级检索

点击主页面"Advanced Search"，进入高级检索界面，高级检索仍然有检索式构建器，需在检索词前选择"字段标识"，并选择布尔运算符来编辑检索式，如检索"Linster CL"于 2007 年发表在 *Journal of Biological Chemisty* 上的文章。

选择"Author"，输入"Linster CL"，点击"Add to query"，再选择"Publication/Source Titles"，输入"journal of biological chemistry"，再点击"Add to query"，选择

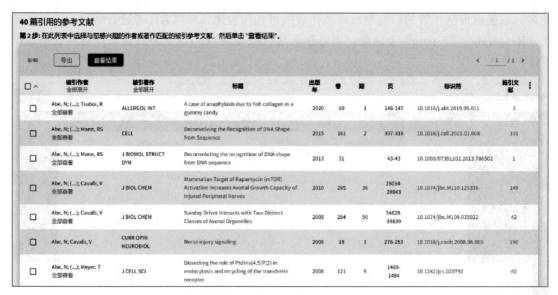

40 篇引用的参考文献

第2步: 在此列表中选择与您感兴趣的作者或著作匹配的被引参考文献，然后单击 "查看结果"。

0/40　导出　查看结果　　　　　　　　　　　　　　　　　　　　　　　　　< 1 / 1 >

被引作者 全部展开	被引著作 全部展开	标题	出版年	卷	期	页	标识符	施引文献
Abe, N; (...); Tsuboi, R 全部查看	ALLERGOL INT	A case of anaphylaxis due to fish collagen in a gummy candy	2020	69	1	146-147	10.1016/j.alit.2019.05.011	3
Abe, N; (...); Mann, RS 全部查看	CELL	Deconvolving the Recognition of DNA Shape from Sequence	2015	161	2	307-318	10.1016/j.cell.2015.02.008	101
Abe, N; (...); Mann, RS 全部查看	J BIOMOL STRUCT DYN	Deconvoluting the recognition of DNA shape from DNA sequence	2013	31		43-43	10.1080/07391102.2013.786502	1
Abe, N; (...); Cavalli, V 全部查看	J BIOL CHEM	Mammalian Target of Rapamycin (mTOR) Activation Increases Axonal Growth Capacity of Injured Peripheral Nerves	2010	285	36	28034-28043	10.1074/jbc.M110.125336	149
Abe, N; (...); Cavalli, V 全部查看	J BIOL CHEM	Sunday Driver Interacts with Two Distinct Classes of Axonal Organelles	2009	284	50	34628-34639	10.1074/jbc.M109.035022	42
Abe, N; Cavalli, V	CURR OPIN NEUROBIOL	Nerve injury signaling	2008	18	3	276-283	10.1016/j.conb.2008.06.005	190
Abe, N; (...); Meyer, T 全部查看	J CELL SCI	Dissecting the role of PtdIns(4,5)P(2) in endocytosis and recycling of the transferrin receptor	2008	121	9	1488-1494	10.1242/jcs.020792	60

图 3-82　被引参考文献检索结果

"Year Published"，输入"2007"，再点击"Add to query"，此时"Query Preview"里的完整检索式为"((AU＝(Linster CL)) AND SO＝(journal of biological chemistry)) AND PY＝(2007)"。最终点击"Search"，检索到需要的文献。检索过程及结果见图 3-83、图 3-84。

高级检索中能使用的主要检索字段包括："TS＝主题"、"TI＝文献题目"、"AU＝作者"、"AI＝作者识别号"、"GP＝团体作者"、"SO＝出版物名称"、"PY＝出版年"、"AD＝作者地址"。

图 3-83　高级检索过程

5. 检索历史

在检索历史（Search History）的列表中可以查阅所有执行过的检索式，从中可以保存检索历史，打开保存过的检索历史，对检索结果进行组配，以及删除检索式等。

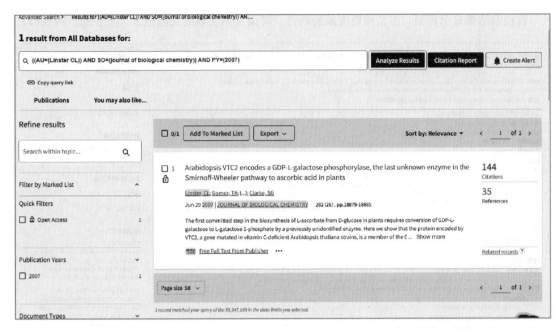

图 3-84　高级检索结果

（三）检索结果的处理

执行检索后，显示检索结果（Search Result）的题录界面（如图 3-84）。

1. 分析检索结果

在检索结果显示界面，点击其右侧的"Analyze Results（分析检索结果）"链接，能够从多种途径对检索结果进行统计分析，可以对"作者"、"国别"、"文献类型"、"机构"、"语种"、"出版年"、"主题类别"等方面按照发表文献的篇数进行排序，以"来源出版物名称"为例，在默认的状态下列出发表文献篇数最多的前十个期刊，占总篇数的百分比等信息，以帮助用户了解所检出文献的期刊分布情况（图 3-85）。

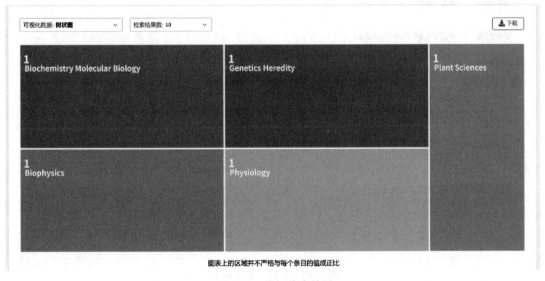

图 3-85　分析检索结果

在检索结果显示页面，点击每篇文献的题目，可浏览该文献的完整记录（图 3-86，图 3-87）。

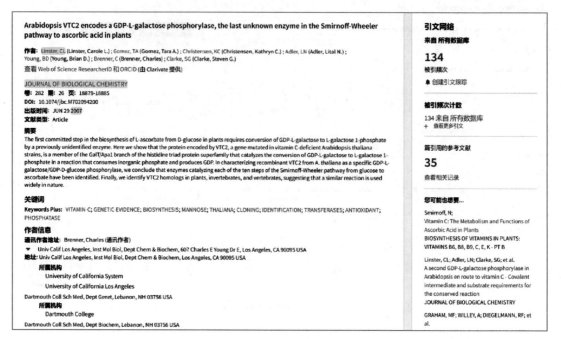

图 3-86　文献完整记录 1

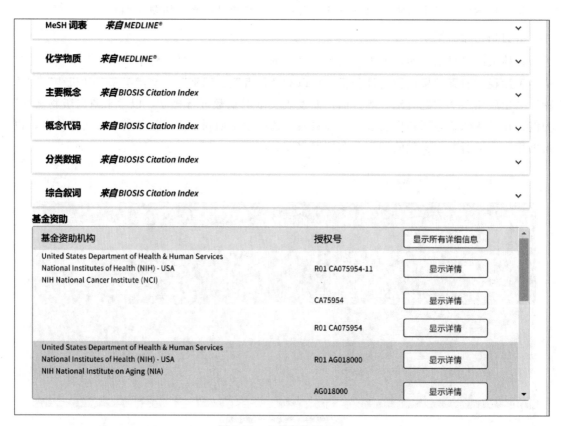

图 3-87　文献完整记录 2

2.检索结果保存

首先将"Export（导出）"菜单打开，选择导出文件格式，包括"EndNote online"、"EndNote desktop"、"Plain text file"、"RefWorks"、"RIS（other reference software）"、"Excel"等，见图3-88。然后选择"记录数"，可以自行选择检索结果进行导出，也可以导出页面上的所有记录，或按记录序号选择。需注意的是，单次保存的记录不能超过1000条，如超过1000条时，需要分多次导出。最后选择要保存的记录内容，包括："作者"、"标题"、"来源出版物"、"摘要"、"全记录与引用的参考文献"等。

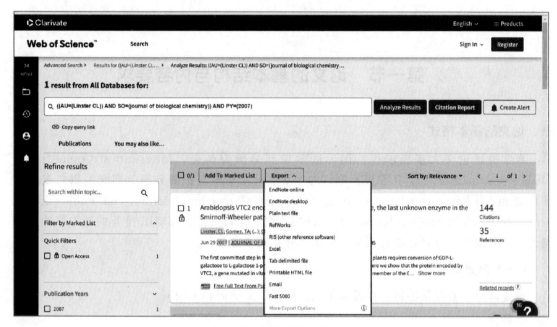

图 3-88　检索结果导出格式

思考题

1. 你知道医学文献有哪些类型吗？
2. 你知道有哪些中文数据库吗？
3. 你知道有哪些英文数据库吗？
4. 你知道哪些检索方法？

（陈家言　梁文丽　杨善岚　赵　翌　李　博）

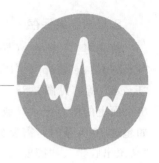

第四章

医学科研论文写作程序

》 第一节　论文的基本结构与内容要求

一、论文的基本格式

医学科研论文大多要求执行国际医学期刊编辑委员会（International Committee of Medical Journal Editors，ICMJE）制订的《学术研究实施与报告和医学期刊编辑与发表的推荐规范》（Recommendations for the Conduct，Reporting，Editing and Publication of Scholarly Work in Medical Journals），简称 ICMJE 推荐规范。ICMJE 推荐的基本格式可归纳为三部分组成，分别是前置部分、主体部分和附录部分。

（一）前置部分

前置部分一般包括题目、作者和单位、摘要、关键词和主题词。

1.题目

题目（title，topic）又称标题。题目是最恰当、最简洁的词语，是反映论文中最重要内容的逻辑组合。"论文题目是文章的一半"，这句话并不言过。题目应具体确切地表达研究内容、研究范围和深度，恰当反映研究的重点，即主题；同时，题目也可为选定关键词、编制题录和索引等提供可供检索的特定信息。

2.作者和单位

作者（author）和单位（affiliation）信息属于论文署名部分。论文署名有三方面作用，一是表明其著作权，即作者对论文内容的负责；二是对作者劳动成果的尊重；三是方便文献检索（进行作者索引）。注明作者所在单位有两方面作用，一是提供作者的联系方式，便于读者与作者之间的学术沟通；二是补充作者信息，便于准确检索。

作者和单位署名大致分为两种情况，分别为单作者论文署名和多作者论文署名。

（1）单作者论文署名　因为仅有一位作者，其署名较为简单。

案例 4-1：单作者论文署名示例。

论文"Risk Factors for Multidrug-resistant Tuberculosis"，作者 Cleopas M. Rumende 独著（图 4-1）。

Risk Factors for Multidrug-resistant Tuberculosis

Cleopas M. Rumende

Department of Internal Medicine, Faculty of Medicine Universitas Indonesia – Cipto Mangunkusumo Hospital, Jakarta, Indonesia.

Corresponding Author:
Cleopas Martin Rumende, MD, PhD. Division of Pulmonology, Departement of Internal Medicine, Faculty of Medicine Universitas Indonesia – Cipto Mangunkusumo Hospital. Jl. Diponegoro 71, Jakarta 10430, Indonesia. email: rumende_martin@yahoo.com.

图 4-1　单作者论文署名示例

（2）多作者论文署名　多作者论文需按照署名顺序列出第一作者、第二作者……在排序时，应坚持实事求是的态度，对研究工作与论文撰写实际贡献最大的列为第一作者，贡献次之的列为第二作者，余下类推。

案例 4-2：多作者论文署名示例。

论文《基于 PPSHAS 量表的中老年人抗衰老生活行为方式研究》，署名按照作者贡献大小顺序排列，分别为李翔（第一作者）、涂嘉欣（第二作者）、刘星（第三作者）等（图 4-2）。

基于 PPSHAS 量表的中老年人抗衰老生活行为方式研究

李翔　涂嘉欣　刘星　刘斌　魏毓　邹婷婷　周建明　黄河浪　汤利萍
330006 南昌，南昌大学江西省预防医学重点实验室
通信作者：汤利萍，E-mail: 171489813@ qq. com
DOI: 10. 16462/j. cnki. zhjbkz. 2019. 06. 004

图 4-2　多作者论文署名示例

3. 摘要

摘要（abstract）是论文内容的简要概述，是论文的精华和浓缩。

摘要通常包括目的、方法、结果、结论四部分（详见本章第三节）。摘要所用文字既要非常简洁，又要充分概括内容；一般要求其字数不超过论文字数的 5％。例如，篇幅为 6000字的论文，其摘要一般不超过 300 字。

4. 关键词和主题词

关键词（key words）和主题词（subject words）都是表达主题内容的词汇，但两者略有不同。关键词是直接从论文中选取出来的作者使用的词汇，无须规范或加工，而主题词则要求规范化。

（1）关键词　关键词是未经过规范化，从论文的题目、摘要和正文中选取出来的，对表述论文的中心内容有实质意义的词汇。关键词主要有三方面的作用：一是为了适应计算机检

索的需要，关键词是用作计算机系统标引论文内容特征的词语，便于信息系统汇集，以供读者检索；二是补充了论文题目所未能表达的部分内容信息；三是有助于提高论文的引用率。每篇论文一般选取3～8个关键词。

案例 4-3：关键词应用示例。

论文《基于PPSHAS量表的中老年人抗衰老生活行为方式研究》，首先，从题目中凝练了3个关键词：PPSHAS量表、抗衰老和生活行为方式；此外，按该论文的研究方法和内容，即应用"数学模型"来构建中老年人抗衰老的"生活行为方式"方案。因此，增加了关键词"数学模型"，用来补充题目所未能表达的本文的研究方法（图4-3）。

基于 PPSHAS 量表的中老年人 抗衰老 生活 行为方式 研究

李翔 涂嘉欣 刘星 刘斌 魏毓 邹婷婷 周建明 黄河浪 汤利萍
330006 南昌，南昌大学江西省预防医学重点实验室
通信作者：汤利萍，E-mail: 171489813@qq.com
DOI: 10.16462/j.cnki.zhjbkz.2019.06.004

【摘要】 目的 通过分析中老年人衰老相关的生活行为方式，提出抗衰老措施。方法 采用课题组研制并通过国家级学会认证的《生理－心理－社会三维人……量表）对老年人展开衰老度测量，同时以问卷和构建 logistic 模型的……得经到有效 PPSHAS 量表及抗衰老调查表各 836 份，其中明显年轻和……Mann-Whitney U 检验发现，饱食程度和是否吸烟不具有统计学意……将有意义的因素纳入 logistic 模型得出穿戴打扮、饮酒频率、饮茶……结论 通过注重穿戴打扮、限酒、充足的睡眠、加强锻炼、保持和睦的……方式可以延缓衰老
【关键词】 PPSHAS 量表；生活行为方式；抗衰老，数学模型

> "数学模型"即为论文题目所未能表示出的主要内容信息补充

图 4-3 关键词应用示例

（2）主题词 主题词是专门用来描述论文主题、提供论文情报检索的信息检索语言词汇，是标引和检索文献的标准依据。在确定主题词时，要对论文进行主题分析，依照标引和组配规则，转换成主题词表中的规范词语。例如，主题词"养老模式应用"，它具有概念的特性（它不是别的，而是"养老模式"的应用），采用的是自然语言词汇（与逻辑词汇相对应）。

主题词检索时，检索结果包括检索词以内的"近义词"、"同义词"以及"同一概念词的不同书写形式"等。例如，以主题词检索"养老模式"，则附带检索了"养老形式"、"养老方式"、"养老样式"等。通过主题词检索可以很大程度减少漏检和误检。

有关关键词与主题词的选词原则和注意事项，将在本章的第三节中详述。

（二）主体部分

论文的主体部分，即正文，通常包括引言、材料与方法、结果、讨论和结论。

1. 引言

引言（introduction）又称前言、序言或导言，是整篇论文的开场白。应阐明研究的背景或来龙去脉（即问题的性质和意义）。阐述研究的具体目的或目标，或待验证的研究假说。只引用直接相关的参考文献，不要涉及文中报告的研究数据和结论。

2. 材料与方法

材料与方法（materials and methods）是论文的核心，应详细描述实验的所有关键步骤

和使用的材料。对"方法"部分的撰写原则是清晰描述如何以及为何以某种特定的方法进行研究。该部分应该仅包括制定研究计划或研究方案时可获得的信息，研究期间所得的全部信息应归在"结果"部分。

3. 结果

结果（results）部分是论文的事实基础，展示研究的数据和观察结果。通常包括数据表、图表、图像和其他可视化工具，以及必要的文字描述。结果的重点是呈现数据，而不是对其进行解释或分析。作者应确保数据的呈现既完整又准确，同时避免对数据进行过多的主观解释。按照逻辑顺序在正文和图表中描述结果，首先给出主要和最重要的结果。不要在正文中重复提及图表中的所有数据，仅需强调或概述最重要的观察结果。凡在"方法"部分提及的主要和次要结局指标都应提供数据。附加或补充材料及技术细节可放在"附录"中，既能被查阅又不影响正文的连贯性，或只在期刊的电子版发表。数值结果不能仅给出计算所得数值（如百分数），还要给出其据以计算的绝对数，若它们有统计学意义，则要说明。仅用解释文章论点和对支持性数据进行评价所必需的图表。如果表格中的项目很多，可用线图代替（图与表的数据不要重复）。要避免非技术性地使用诸如"随机"（指随机化的方法）、"正常"、"显著"、"相关"和"样本"等统计学专业术语。根据人口学变量（如年龄和性别等）分开报告数据，有利于合并不同研究的亚组数据，除非有不可抗原因不能对报告的数据分层，但这需要说明。

4. 讨论

在讨论（discussion）部分，着重讨论研究的新发现和重要方面，以及在全部现有最佳证据背景下据此得出的结论。不要重复具体数据或"引言"和"结果"等其他部分已经给出的其他信息。对于实验研究，首先简要地总结主要的结果，然后探讨可能的机制或对这些结果作出解释，与其他相关研究的结果进行对比，指出研究的局限性，最后探讨研究结果对未来研究和临床应用的意义。将结论与研究目的联系起来，但要避免在数据尚不充足时妄下断言和结论。尤其要区分临床意义及统计学意义，不要陈述经济效益和成本，除非论文中包括相应的经济数据并进行了分析。避免对尚未完成的研究宣称或暗示优先权。如理由充分，可提出新的假说，但要明晰地表述假说的内容及提出假说的理由。

5. 结论

结论（conclusion）部分，要反映论文所做实验、观察研究、理论分析得出的学术见解。结论应该是整篇论文的最终和总体结论，体现作者更深层的认识；且是从论文的整体出发，经过推理、判断、归纳等逻辑分析过程而得到的新学术总观念、总见解。

结论应该准确、完整、精练。该部分的写作内容一般应包括以下几个方面：①本文研究结果最终说明了什么问题；②相较于前人有关的看法作了哪些修正、补充、发展、证实或否定；③本文研究的不足之处或遗留未予解决的问题；④对解决这些问题提供可能的关键点和探索方向。

有关正文的详细写作要求及其注意事项将在本章的第四节中详述。

（三）附录部分

附录部分主要包括致谢、参考文献和其他附录。

1. 致谢

按照国家标准 GB 7713—87 的规定，致谢（acknowledgment）一般放在正文后，主要致谢对象包括：①国家科学基金、资助研究工作的奖学金基金、合同单位、资助和支持的企业、组织或个人；②协助完成研究工作和提供便利条件的组织或个人；③在研究工作中提出建议和提供帮助的人；④给予转载和引用权的资料、图片、文献、研究思想和设想的所有者；⑤其他应感谢的组织和人。

2. 参考文献

在学术论文后一般应列出参考文献（reference），应参照 GB/T 7714—2015 和 GB/T 3792—2021 著录。其目的有三：一是能反映出真实的科学依据；二是体现严谨的科研态度，分清是自己的观点或成果还是别人的观点或成果；三是对前人的科学成果表示尊重，同时也指明引用资料出处，便于检索。所引用参考文献需与本研究方向一致，引用其他作者文献时，务必核对正文标注与参考文献序号是否一致。另外，参考文献应是国内外公开发行的报刊或正式出版物上发表的文献，内部交流刊物的文章或未公开发表的文献不能作为参考文献进行引用。整体引用要合理、合规，勿随意引用文献。

3. 其他附录

在学术论文或报告中，其他附录通常是指那些不直接包括在主体文章中，但对于理解、验证研究内容有重要作用的额外信息或材料。这些内容可以是数据表、详细的方法描述、额外的图表或图形、程序代码、调查问卷等，通常位于参考文献之后。

二、论文的内容要求

（一）具体要求

总体可分为社会价值要求和科学性要求。

1. 社会价值要求

（1）社会意义　文中提出和有待解决的问题，应当是目前存在的、主要的、具有普遍性的问题。即具有现实意义和社会意义。

（2）应用价值　研究不能脱离实际，作者的研究无论是来自国外，还是过去的经验和作者的主观推测与想象，都要结合当下的现实。

（3）学术价值　学术价值即论文的创新性和新颖性。所阐述的问题，应该是前人没有涉猎过的，或者没有深入讨论过的问题，不能人云亦云。

2. 科学性要求

应当反映学科研究的先进水平，资料可靠，论证充分。文中传播的知识要准确实用。对引用的历史事件、人物、时间等要真实；评价要客观公正。概念、原理、定义要准确，图表、数据、公式等要完整。

（二）对正文书写格式的要求

汉字书写要规范化。汉字简化字的书写要以 1956 年国务院公布的《汉字简化方案》中的简化字和 1964 年中国文字改革委员会、文化部、教育部《关于简化字的联合通知》中的偏旁简化字为准。有关医学科研论文的撰写格式的具体要求，将在本章的后几节中结合案例详述。

（三）表达形式的要求

论文表达要求文字简洁，结构严谨，简明扼要地将主要观点叙述清楚。要做到简洁，就要求作者在论文当中尽量"挤掉水分";不要掺入感情因素、不必要的旁征博引、目的不明的历史考察、炫耀才华的材料堆砌、引文堆砌、辞藻堆砌。正文中的小标题要适度、整齐、清晰,同一个标题级别必须是统一的形式,各级标题下的内容必须与各自的标题对应,不能出现文不对题现象。

论文中所用的名词术语和计量符号必须统一,计量和单位必须按国家标准《量和单位》中的规定执行,使用"中华人民共和国法定计量单位"。正文中的表格是文字表达的组成部分,它必须同文字叙述有直接联系,同文字叙述脱节的表格应删除,表格中的内容不得与正文矛盾,每个表格都应有自己的标题与表序,编序方式应与插图的编序方式统一。正文中数字的用法要正确、统一;带有计量单位的数字或算式中的数字、公历世纪、年代、年、月、日和时刻,一律用阿拉伯数字表示;正文的页码用阿拉伯数字表示,辅文的页码可用阿拉伯数字或罗马数字表示。

(四)对论文插图的基本要求

插图是论文内容的重要组成部分,可直观、形象地表达论文的知识,提高论文的价值。因此,科研论文若想达到发表水平,对插图也有严格的要求。

1. 照片图

要用黑白、彩色照片或裁制好的黑白、彩色图片充当图稿。提供制版用的照片应当景物轮廓清晰、层次分明、重点突出。照片中与技术内容无关的背景应修改掉。照片正面应无可见的缺陷,如变黄、褪色、折痕、指纹、墨水或糨糊、胶水残迹等。

2. 线条图

应符合相应的要求,如统计图表的使用规范等。

3. 结构图

如投影关系、比例关系、剖面要求等,要统一图线的粗细比例、尺寸线以及引线的标准、图字的书写方向。

4. 坐标图

图中主线和曲线本身的意义不得与论文内容矛盾。坐标图中的文字书写格式要统一。横坐标的文字应由左向右横写,纵坐标的文字可沿坐标方向由下向上竖写,也可由上自下竖写。图中的坐标必须有确定的物理量,定量图中的坐标必须有量的单位和数值分度,而且分度要准确且疏密适当。一幅图中两条以上不同意义的曲线,应用阿拉伯数字标注,并用图注形式,必要时应用颜色或者线的样式加以区分。

》 第二节　论文题目的撰写

一、题目的写作要求

题目是论文主要内容的高度浓缩和概括。医学写作论文题目要求简明扼要、紧扣主题、生动醒目。

（一）简明扼要

题目应简明扼要地反映文章的主题，用词精选。一般一篇论文题目不宜超过 20 个字；英文期刊的论文题目一般以不超过 10 个实词为宜（具体以期刊要求为准）。若简短题目不足以显示论文内容，也可使用正、副标题的方法解决，以加副标题的形式来补充说明特定的实验材料、方法及内容等信息。

> **案例 4-4：** 正、副标题应用示例。
>
> 题目《全球卫生治理面临的困境、原因及应对：以新型冠状病毒肺炎疫苗实施计划为例》（中华流行病学杂志，2022），该论文以新型冠状病毒肺炎疫苗实施计划为例，对全球卫生治理面临的困境进行分析，并探讨背后的成因，为全球治理的中国参与提出可行的路径。该论文题目的正标题"全球卫生治理面临的困境、原因及应对"，是对研究主题的高度概括和总结；副标题"以新型冠状病毒肺炎疫苗实施计划为例"，则将研究内容具体化，即补充说明本研究是特别针对"新型冠状病毒肺炎疫苗实施"面临的诸多问题展开剖析。

（二）紧扣主题

题目应能体现论文的中心思想，紧扣本次研究最核心的内容，恰当反映研究的深度和范围；同时注意命题时"外延"和"内涵"的逻辑关系，准确表达主题。

> **案例 4-5：** 避免命题时"外延"和"内涵"的不当使用。
>
> 题目《预测 PCI 手术预后的模型探索》，该题目中：①"预后"的外延可能是"病程变化"，也可以是"疾病结局"等。②"模型"的概念过于宽泛，例如按照模型的应用领域可分为"交通模型"、"环境模型"等；仅按"数学模型"又可分为"几何模型"、"统计回归模型"等。根据全文内容，本研究拟探索"某种集成算法模型"，即该"模型"的内涵特指"Super Learner 算法"。建议题目改为《AMI 患者 PCI 术后主要不良心血管事件风险评估模型的构建——基于 Super Learner 算法》更为贴切。

（三）生动醒目

题目是论文的眼睛，如果论文拥有一双迷人的"眼睛"，读者便会对其一见钟情，被深深吸引。

> **案例 4-6：** 命题"生动醒目"举例。
>
> 题目《城镇三级医疗体系中的守门员制度结构解析》（中国卫生质量管理，2006），"守门员制度"——新颖、醒目、形象，可谓论文之龙睛。其巧妙地应用修辞，把"分级医疗"比拟为"守门员制度"，分级医疗意为"由不同级别和服务能力的医疗机构承担不同疾病的治疗"，"守门员"守住"社区首诊的大门"，避免"小病大治，三级医院人满为患"现象。题目中的"守门员制度"，生动形象而富有创意，同时又很好地点出了论文的主题。

二、医学科研论文题目的常见问题

（一）题目过大或过小

题目要准确表达论文的中心内容，避免使用过于抽象、意义模糊和一般化的单词，也不能夸大或缩小研究范围。

案例 4-7：题目过大示例。

以题目《COVID-19 发病率的影响因素分析》为例，"COVID-19 发病率"存在地区差异，"流行区"与"非流行区"的发病率相差极大，从文章的内容看，作者仅探究了"某地区"COVID-19 疫情的空间分布特征，即采用 GeoDa 软件进行空间自相关回归分析，探讨"乙类乙管"防控措施后各类影响因素对 COVID-19 疫情传播的影响。如果用"COVID-19 发病率"为题，显然题目过大，题目建议改为《上海市 COVID-19 发病率的空间特征以及影响因素分析》更为恰当。

案例 4-8：题目过小示例。

论文题目《探索 O_3 短期暴露对死亡人数的影响及交互作用》，文中述及的内容除"O_3 短期暴露"外，还有气温等气象及环境监测数据可能影响呼吸系统、循环系统疾病人群的死亡风险，单列"O_3 短期暴露"（缩小了研究范围），可改为《宁波市 O_3 与气象因素短期暴露对死亡人数的影响及交互作用》。

（二）题目过于冗长

在保证准确的前提下，题目应力求言简意赅，避免过于冗长。

案例 4-9：题目过于冗长示例。

论文题目《经皮引流术、胆管扩张术、胆道内支架留置术、动脉栓塞术在肝胆管结石外科手术前后的应用探讨》，文中描述的经皮引流术、胆管扩张术、胆道内支架留置术、动脉栓塞术均属于介入技术，为了避免题目过于冗长，论文题目可改为《介入技术在肝胆管结石外科手术前后的应用探讨》。

当然，如果内容需要（如疾病或药物的名称过长）确实不能简短，也可酌情处理。

案例 4-10：较长题目示例。

论文题目《谷胱甘肽 S 转移酶 P1 基因第 5 外显子多态性与中部地区汉族人群慢性阻塞性肺疾病》。此题目虽然很长，但认真斟酌后，不能对其中的任何一个字进行删减，否则就会使题目的意义表达不确切。

（三）医学术语使用不规范

题目应适应学术交流和信息传递的需要，用词严谨、规范。尽量避免使用非公知公用，同行不熟悉的外来语、缩写词、符号、代号和商品名称。题目中的病名、治疗方法、检查方法等必须使用全国科学技术名词审定委员会公布的名词。

以下案例为医学术语使用不规范举例。

案例 4-11：医学中的规范名词和非规范名词举例。

括号内为非规范名词，如：心肌梗死（心梗、心肌梗塞）、慢性阻塞性肺疾病（慢阻肺）、食管炎（食道炎）、发绀（紫绀）、禁忌证（禁忌症）、综合征（综合症）等。

案例 4-12：论文题目中医学术语使用不规范示例。

论文题目《高血压病患者急性心梗前后血压变化的临床研究》，该题目中的"高血压病""急性心梗"术语使用不规范，从文章的内容看，作者主要探究了原发性高血压患者的急性心肌梗死前后血压变化，论文题目建议改为《原发性高血压患者急性心肌梗死前后血压变化的临床研究》。

》 第三节　摘要及关键词的撰写

摘要是一篇文章的精华，目的是以最少的文字向读者提供文献内容梗概，从而决定是否需要详读全文。摘要是对文章内容不加评论和注释，简明确切地记述文献重要内容的短文。

一、摘要的类型

按摘要的不同功能来划分，大致有如下 3 种类型。

（一）报道性摘要

这种摘要主要描述了研究的关键要点，包括研究的目的、方法、结果和主要结论。它提供了关于论文内容的概述，但不给出具体的建议或解释。报道性摘要通常用于对研究进行简要介绍，让读者了解研究的基本内容。篇幅以 300 字左右为宜。

案例 4-13：报道性摘要示例。

论文《基于决策树模型的社区楼/院式养老模式选择意向影响因素》的摘要，即为报道性摘要（见图 4-4）。摘要包括了研究的"目的"、"方法"、"结果"和"结论"四个关键要点的简要介绍。

基于决策树模型的社区楼/院式养老模式选择意向影响因素

刘星　曹舒婷　杨蕊　陈玉珍　李翔　刘斌　魏毓　周建明　黄河浪
（南昌大学江西省预防医学重点实验室，江西　南昌　330006）

共计332个字

〔摘　要〕目的　探索社区居民对"五全六能"楼/院式养老模式选择意向的现况及其影响因素。方法　对研究对象社会学特征和楼/院式养老模式选择意向进行现况调查，并构建决策树模型以分析社区楼/院式养老模式选择意向的影响因素。结果　855名调查对象中有627人选择楼/院式养老模式（73.33%）；构建的决策树模型得出，婚姻状况是模式选择与否的最关键因素，树状图的其他节点还包括性别、文化程度、职业、经济来源、每月养老费用、求助对象，共7层、15个节点；重要度排序结果显示，排在前5位的依次为婚姻状况、职业、经济来源、每月养老费用及性别。结论　城市社区养老模式的选择取决于个人的生物和社会学特点或需求，"五全六能"楼/院式养老模式的施行受养老者个人和社区的多种因素影响，对不同层次和不同需求的老年人均具有较好的适用性。

〔关键词〕养老模式；社区服务；决策树模型
〔中图分类号〕R181.2　〔文献标识码〕A　〔文章编号〕1005-0202（2019）15-2786-06; doi: 10.3969/j. issn. 1005-0202. 2019. 15. 059

图 4-4　报道性摘要示例

（二）指示性摘要

指示性摘要是指论文的陈述主题及取得的成果性质和水平的扼要笼统的文摘，强调研究的主要目的、问题和方法，但通常不提供具体的结果或结论。它的目的是引导读者判断是否值得进一步阅读全文。这种摘要通常更加简洁，侧重于研究的问题和方法，一般不超过 200 字，多用于综述性、资料性或评论性文章。一般而言，创新内容较少的论文，其摘要可写成指示性摘要，如学术性期刊的简报、问题讨论等栏目以及技术性期刊等，通常只概括地介绍论文的论题，使读者对论文的主要内容有大致的了解。

（三）报道-指示性摘要

报道-指示性摘要，分别以"报道性文摘形式"表述论文中信息价值较高的部分，而以"指示性文摘形式"表述文摘的其余部分，摘要的详略程度介于上述二者之间，字数通常在 300 字左右。

以上 3 种摘要分类形式都可供选用。一般而言，作者向学术性期刊投稿，摘要应写成报道性摘要形式；而如果论文的创新内容较少时，则摘要可写成指示性摘要或报道-指示性摘要。论文发表的最终目的是要被转载引用。

二、中、英文摘要写作的要求和注意事项

（一）中文摘要写作的要求和注意事项

1. 简明客观

摘要要客观、简明扼要地如实提供论文的内容梗概；不加评论和补充解释；避免使用过多的专业术语、复杂的句子结构以及本学科领域的常识性内容。

2. 结构严谨

摘要书写要合乎语法、保持上下文的逻辑关系；结构要严谨，表达要简明，语义要确切，一般不分段落。

3. 独立性和自明性

摘要具有独立性，不得简单地重复题名中已有的信息；同时，摘要应拥有与文献同等量的主要信息，即摘要的自明性，读者不需阅读全文，通过摘要就可获得论文的重要信息。

4. 要点明确

摘要的要点要明确，着重强调论文作者所要表述的关键要点，以便读者可以快速了解论

文的研究内容和主要发现。

5.表述规范

摘要应用规范化的名词术语（包括地名、机构名和人名）。新术语或尚无合适中文术语者，则可用原文或译出后加括号注明原文。此外，摘要要注意正确使用简化字和标点符号；缩略语、略称、代号，除相邻专业的读者也能清楚理解的以外，在首次出现处必须加以说明。

6.其他注意事项

摘要要用第三人称的写法，不使用"本文"、"作者"等作为主语；除非该文献证实或否定了他人已出版的著作，否则不用引文。另外，摘要要求采用国家颁布的法定计量单位。

（二）英文摘要写作的要求和注意事项

此处要讨论的主要是中文科研论文所附的英文摘要，其内容包含题目、摘要、关键词等。原则上讲，以上中文摘要编写的注意事项都适用于英文摘要，但英语有其自己的表达方式、语言习惯，在撰写英文摘要时应特别注意。

1.英文摘要的标题书写

中英文题目在内容上应一致，特别是专业术语一定要准确无误，但又要合乎英语术语规范，不能按汉语顺序逐字对译。一般来说，英文摘要的标题书写主要有3种形式：①标题中每个实词的首字母均大写，其余小写；虚词，如冠词、连词和介词用小写字母。②标题中的全部单词均用大写。③仅标题首词的首字母大写，其余字母均小写。大多数期刊采用第1种格式，如"Combination of Low Body Mass Index and Low Serum Albumin Level Leads to Poor Functional Recovery in Stroke Patients"（低体重指数和低血清白蛋白水平共同导致卒中患者功能恢复不佳）。

案例 4-14：英文摘要标题书写示例。

英文文献题名"Exploration of anti-aging life behavior in middle-aged and elderly people based on PPSHAS scale"，仅标题首词的首字母大写，其余字母均小写（图4-5）。

Exploration of anti-aging life behavior in middle-aged and elderly people based on PPSHAS scale

LI Xiang, TU Jia-xin, LIU Xing, LIU Bin, WEI Yu, ZOU Ting-ting, ZHOU Jian-ming, HUANG He-lang, TANG Li-ping

Jiangxi Province Key Laboratory of Preventive Medicine, Nanchang University, Nanchang 330006, China
Corresponding author: TANG Li-ping, E-mail: 171489813@qq.com

【Abstract】 **Objective** To study the aging-related lifestyle and behaviors associated with the middle-aged and elderly so as to propose anti-aging strategies. **Methods** The aging degree of the elderly was measured by PPSHAS scale, which was certified by the national society. At the same time, the anti-aging factors were studied by questionnaire and logistic model. **Results** There were 836 effective PPSHAS scales and anti-aging questionnaires, 471 of which were significantly younger or older. Mann-Whitney U test showed that there was no significant difference in satiety and smoking between the two groups ($P_{satiety}$ =0.295, $P_{smoking}$ =0.294). By incorporating meaningful factors into logistic model, seven related anti-aging factors, such as dressing, drinking frequency and tea drinking habits, were obtained. **Conclusions** Aging can be delayed by paying attention to dressing, limiting alcohol, getting enough sleep, strengthening exercise, maintaining a harmonious family atmosphere, and drinking tea regularly.

【Key words】 PPSHAS scale; lifestyle; anti-aging; mathematical model

图 4-5　英文摘要标题书写示例

106 ≫　医学科研论文写作

2. 英文表达的准确和专业

首先，准确是英文翻译必须遵循的原则，也是修辞的基本原则；其次，医学科研论文含有大量专业词汇、术语、特定的词汇结构体系、语法规则和语篇结构。因此，英文摘要要在正确理解原文的基础上进行，选择专业的医学英语术语，如实地传达原文的内容，尽可能地保持原文的风格。英文摘要的句式之间则应条理清晰，体现缜密的思维，紧扣文章主题，分清上文与下文之间的逻辑关系及前后的因果联系；注意运用非谓语动词、介词短语或从句等进行修饰，选择表示"并列、递进、因果、结果、条件"等关系的词语增强层次感，使句式逻辑严密，内容集中，避免重复用语。

另外，科研英语用词强调词义单一、准确，忌用多义词；也不宜使用缩略语等不宜辨识、难于理解的词语，除非是整个科研界或本行业公知公认的标准化的缩略词语、代号、符号、公式等。

3. 英文时态和语态的正确使用

英文摘要中，"目的"部分常用一般现在时；"方法"部分是对所做研究的描述，通常用一般过去时；"结果"部分是一篇文章所得结论的根据，反映最真实的研究数据，除指示性说明外，一般用过去时；"结论"部分反映的是作者的观点和见解，归纳总结研究结果或发现，说明结果出现的可能原因、机理或意义以及该研究尚未解决的科研问题，通常用过去时、现在时或现在完成时。

总之，英文摘要采用何种语态，既要考虑摘要的特点，又要满足表达的需要。被动语态被认为是表达效果更为客观的形式，可避免因施动者不明确而造成的误会。但需要注意的是，当主语或动作施动者已经明确的情况下，也可使用主动语态。

4. 英文介词搭配的恰当选择

掌握常见的英语介词短语对于英文摘要的写作至关重要。有相当数量的动词、名词、形容词都有其固定的介词搭配。根据介词的结构特点，通常可分为简单介词、合成介词、分词介词和成语介词搭配等。

5. 长句和复杂句式的处理

英文摘要中的句式由连接词和词尾变化构成，常用表示"因果、条件、逻辑、预设"等逻辑关系的连词或前置/后置短语，形成多种修饰成分组成的复杂从句；而中文摘要则较少使用连接词且不受语法约束。基于中英文摘要句式结构的特点，在将中文摘要翻译成英文时，要注意英语复杂句的翻译，可采用"同义反译法、删减解释词法、短句拆译法和解释性添词法"等翻译原则对句式进行同义转化，将后置变为前置，或将被动变为主动。

6. 标点符号的规范使用

中英文标点符号在形式上存在很多相同点，但具体用法和书写却存在不同，如：中文句号为"。"，而英文为"．"；中文省略号用"……"表示，而英文用"…"表示。在英文摘要的撰写过程中要注意英文标点符号的正确书写格式，以免符号使用不当而造成语义不符。

三、关键词的选词原则

关键词包括主题词和自由词，主题词是指各学科领域文献中经常出现的，在信息检索中有较高的利用价值和一定的使用频率、能作为主题汇集一定量文献；或具有叙词（系指从文献内容中概括出来的能表达文献主题并经过严格规范化处理的名词术语）功能的索引词。这部分规范化后的词语已收录在主题词表中，医学常用的主题词表有《医学主题词表（MeSH）》《中国中医药学主题词表》等。自由词则是对检索论文具有实际意义的、能较好地表达论文主题的、没有经过规范的词语，即还未收入主题词表中的词或词组，主要用于补充和扩展主题词。一篇科研论文关键词选用得是否妥当，关系到该论文被检索的概率和该成果的利用率。在选取关键词时，应遵循如下原则。

1. 检索原则

在关键词选取时，要尽量选取具有独立检索意义的关键词（如××地区、××品种、××模型、××原理等），少使用或不使用无实际意义的词汇（如研究、方法、应用等词或词组），以便高效检索到所需文献信息，满足基本检索功能。

2. 类聚原则

所谓类聚原则是指所抽取的关键词要具有类似分类号一样的功能，特别是"首标关键词"；一个"首标关键词"就好比一个分类号，能汇聚一定数量的相同或相似文献。这就要求所选择的关键词，必须是本学科领域的专家学者共同认可、科学规范、使用频率较高的名词术语。事实上，《医学主题词表（MeSH）》就具有明显的类聚作用。

3. 与时俱进原则

关键词的选取要紧跟科学技术飞速发展的步伐，及时了解和关注专业领域中新的名词术语（如新机制、新原理、新方法等）的最新演变，不断地增补和扩充主题词表。

4. 一词一义原则

所谓一词一义原则是指选定的关键词必须是词形简练、语义明确的实词，通过概念组配，能充分表达文献的中心内容和研究主题。避免选用一些语义含糊、概念容易混淆的词语。

四、选定关键词的其他注意事项

1. 关键词的遴选要点

关键词在检索过程中扮演着至关重要的角色，其质量将直接关系到论文在学术界的影响力和持久性。因此，关键词的遴选要特别关注论文的"题目、摘要、论文的分级标题、结论"四个层面，从中提炼抽取出具有实质意义的、反映论文内容特征的、通用性强的、为同行所熟知的词或组合词。

2. 关键词应反映研究主题

关键词的主要作用是应能鲜明而直观地表达该论文的主题内容，并有助于查阅、检索；且每一个关键词都应能表征某个或某一方面的确切含义。通常，要完整准确地提示一篇论文中有一定内涵的主题，往往需要通过数个关键词的逻辑组合来达到；同时，词语之间的逻辑组合应当以"包含关系"为主，"自左向右"依次缩小范围，突出研究主题；也可以将主要内容以并列的方式排列。值得注意的是，以一个"包含较多内容的"词组或短语作为关键词是不符合关键词使用要求的。

3. 关键词应提高文献检索效率

关键词是表达"读者需求"和检索"主题内容"的基本构成要素，所选的关键词应关注关键词的"检索应用"功能，即检索的"查全率"和"查准率"。

4. 关键词应有助于读者理解

关键词除了有助于检索外，还应能清晰地提示论文主题。例如，论文"SARIMA 模型在南昌市 HIV/AIDS 疫情预测中的应用"［南昌大学学报（医学版），2020］，关键词首先确定的有"艾滋病"、"季节性差分自回归移动平均模型"、"预测"、"江西"和"南昌"；进一步对全文内容进行分析，把文中用到的主要方法"时间序列分析"也选为关键词，达到清晰地提示论文主题内容的作用。

案例 4-15：选择关键词示例。

论文《SARIMA 模型在南昌市 HIV/AIDS 疫情预测中的应用》（见图 4-6），关键词选定为：①艾滋病；②季节性差分自回归移动平均模型；③时间序列分析；④预测；⑤南昌；⑥江西。

南昌大学学报(医学版) 2020 年第 60 卷第 6 期　Journal of Nanchang University(Medical Sciences) 2020，Vol.60 No.6　　1

SARIMA 模型在南昌市 HIV/AIDS 疫情预测中的应用

张小玲[1]，徐　丹[1]，甘仰本[2]，况　杰[3]

(1.传染病预防控制国家重点实验室研究基地、江西省动物源与媒介生物性传染病重点实验室、南昌市疾病预防控制中心，南昌 330038；2.南昌市卫生健康委员会疾控科，南昌 330006；3.南昌大学公共卫生学院、江西省预防医学重点实验室，南昌 330006)

摘要：目的　探讨利用季节性差分自回归移动平均模型(SARIMA)模型预测南昌市 HIV/AIDS 发病情况，为该市艾滋病防控提供决策依据。**方法**　基于艾滋病综合防治信息系统中 2007 年 1 月至 2016 年 12 月 HIV/AIDS 病例人数建立 SARIMA 模型，用 2017 年 1—6 月 HIV/AIDS 病例数验证模型的预测效果，然后用建立的模型预测 2017 年 7—12 月 HIV/AIDS 病例数。**结果**　南昌市 2007—2016 年共报告 HIV/AIDS 病例数 2218 例，且 HIV/AIDS 病例数量呈逐年上升趋势，发病具有明显的季节性特征。最终建立的最优模型为 SARIMA$(0,1,1)\times(0,0,1)_{12}$，赤池信息准则(AIC)为 771.0，平均绝对百分误差(MAPE)为 29.6%，且通过 Ljung-Box 检验，模型残差为白噪声($P=0.686$)。模型对 2017 年 1—6 月发病数进行预测，均在 95% 置信区间内，且与实际报告病例数变动的趋势一致，验证了模型合理性。模型预测 2017 年 7—12 月 HIV/AIDS 病例数也符合之前流行趋势。**结论**　SARIMA 模型能较好地拟合南昌市 HIV/AIDS 按月发病人数的动态变化，可用于 HIV/AIDS 疫情的短期预测。

关键词：艾滋病；季节性差分自回归移动平均模型；时间序列分析；预测；南昌；江西

中图分类号： R512.91；R181.3　　**文献标志码：** A　　**文章编号：** 2095-4727(2020)06-0001-04

DOI： 10.13764/j.cnki.ncdm.2020.06.001

图 4-6　选择关键词示例

》第四节　正文的撰写

医学科研论文的正文部分通常包括引言、材料与方法、结果、讨论和结论。

一、引言

引言，又称为前言、概述、介绍或绪论，是论文的开篇，扮演着引领读者进入研究领域的角色。其首要任务是传达研究的背景和意义，引发读者的兴趣，同时提供了对后续内容的框架和导向。

（一）引言的内容

出色的引言应该呈现层层递进的思路，逐步深入，将研究的核心观点和背景信息有机地编织在一起。这并不是简单地根据已有文献的拼凑，而是要回答几个核心问题：本研究旨在解决何问题？是否带来了新的发现？是否具备学术价值？立题的理论或实践基础是什么？

总体而言，引言在结构上主要包括三部分内容：①研究领域的现状，一般包括国外现状和国内现状；②存在的问题或迫切需要解决的问题；③解决方法。

（二）引言写作的误区和注意事项

1. 引言写作的两大误区

（1）简单罗列　引言的任务是强调论文命题的重要性，而不仅仅是引用文献或概括研究资料。引言写作中最为常见的误区是"简单罗列，引而不述"。有些作者由于对所研究问题了解不够深入，导致在介绍研究现状时仅仅堆砌和引用大量参考文献、简单列举不同研究者的不同做法和结论，但缺乏自身的分析和归纳，也没有对研究成果和问题进行综合概述。

（2）文不着题　引言写作中另一个常见误区是"文不着题，泛泛而谈"。有的引言即使涉及研究主题，也仅仅是停留在一般性的论述上，难以使读者准确地判断"命题"的具体价值，也缺少对当前研究状况的概括和介绍，内容泛泛而不具体。从某种意义上说，引言所论述的研究工作背景和现状，不仅是考查作者对资料的占有程度和熟悉程度，更重要的是从资料的全面程度和新旧程度可以判断研究工作的意义和价值，以及研究结果的可信度。

2. 引言写作的注意事项

在撰写引言时，除了要避免上述误区，还要注意以下几点。

（1）开门见山　引言是学术论文的开场白，要求开门见山，直奔主题，不拐弯抹角，避免大篇幅地讲述历史渊源和立题研究过程。

（2）简明扼要，突出重点　避免过多叙述同行熟知的或教科书已有的常识性内容，确有必要提及他人的研究成果和基本原理时，可以参考引文的形式标出。在引言中提示本研究的观点时，注意"意思应明确，语言应简练"。引言最好不分段论述，不要使用插图、列表，不进行公式的推导与证明。

（3）实事求是　在引言中，评价论文的价值要恰如其分、实事求是，用词要科学。对本研究的创新性避免使用"本研究国内首创、首次报道"、"填补了国内空白"、"很高的学术价值"、"本研究内容国内未见报道"或"本研究处于国内外领先水平"等不适当的自我评价。

（4）紧扣文题　围绕标题介绍背景，用几句话概括即可。在提示所用的方法时，不要求写出方法、结果，不要展开讨论。虽可适当引用过去的文献内容，但不应过长罗列，避免将引言写成该研究的历史发展或文献小综述。也不能写得与摘要雷同。避免使用客套话。

（5）控制篇幅　引言一般不宜太长或太短，太长可致读者乏味，太短则不易交代清楚。一篇 3000～5000 字的论文，引言字数一般控制在 200～250 字。

二、材料与方法

材料与方法部分主要说明了研究中的具体研究对象、所采用的研究方法以及数据收集方式等。在有些研究的论文中，"材料与方法"也称为"对象与方法"或"资料来源与方法"。"材料与方法"撰写的内容主要包括："研究对象""研究方法"和"统计分析方法"三部分。

（一）研究对象

1. 研究对象的选择

将研究对象的来源介绍清楚，其主要目的是估计抽样误差；同时，帮助读者了解论文结论的适用范围。要写明如何从目标人群选择样本人群，以保证论文数据的来源可靠。撰写时常常使用的名词有：随机样本、选自人群的样本、转诊样本、连续样本、志愿者样本及随便抽取的样本等。

2. 诊断标准和纳入/排除标准

诊断标准应尽量使用"金标准"，并标明其出处，同时给出"金标准"的具体描述，确保读者能够理解其内容，切不可笼统地冠以"研究对象符合全国统一诊断标准"。

3. 入选样本数

按样本量推算公式，计算研究所需样本数。如有拒绝入选者应注明人数，并说明原因。

4. 研究对象的一般特征

为了更全面地描述研究对象，研究对象的一般特征应包括年龄、性别、民族等，以及其他可能与研究相关的特征，例如疾病的严重程度或其他重要因素。

5. 研究对象的分组方法

写明研究对象的分组方法，如是否随机分配、采用何种随机分配方法、是简单随机抽样还是分层随机抽样，切不可用"随机分组"一笔带过。如果一项研究中，存在多次使用不同抽样方法，则应当写明每一层所用何种分组方法，以及使用此抽样方法的依据。

（二）研究方法

研究方法的撰写内容主要包括方案设计、研究场所、干预措施、"盲法"、测量指标及判断结果的标准、质量控制等。

1. 方案设计

根据研究目的设计方案。如：①临床试验包括随机对照试验、非随机对照试验、交叉对照试验、前后对照试验等；②诊断研究则应注意"金标准"的设定、"盲法"的使用等；③预后研究常用的有前瞻性队列研究、回顾性队列研究、起始队列临床多中心研究、临床真实世界数据研究等；④病因研究多用随机对照试验、队列研究、病例对照研究、横断面研究等；⑤描述性研究包括普查、抽样调查、病例分析等；⑥临床经济学分析包括成本效果分析、成本效用分析、成本效益分析等。

2. 研究场所

要写明研究场所，如人群、社区、医学中心、基层医院、门诊、住院部等。

3. 干预措施

具体干预措施及执行方法应尽可能地详细描述，便于审稿人查阅，也便于读者复现证实。如患者所使用的药物应写明化学名、商品名、生产厂名，中药还应注明产地，并详细说明每日剂量、次数、用药途径和疗程；试剂应写明生产厂家名；干预方法如果是研究者新建立的，则要详细介绍，已有的方法也应注明出处；所采用的仪器须注明型号及生产厂名。

4.“盲法”

干预措施须交代“盲法”的设计，包括安慰剂的制作、使用，以及保证“盲法”成功实施的措施等。

5. 测量指标及判断结果的标准

临床试验或干预措施的效果评价，要注明评价标准和评价指标。

6. 质量控制

为了减少研究中可能出现的偏倚，须明确描述质量控制措施，并提供预防和控制偏倚的方法和措施的详细信息。

（三）统计分析方法

包括资料收集方法的介绍，以及所采用何种统计方法。如采用计算机分析，具体用何种计算机软件都须一一交代。一般情况下，常用的统计方法可以不予评论或解释，但较先进或不常见的统计方法则需要适当引用文献说明。

案例 4-16：材料与方法写作示例。

有时，“材料与方法”需要描述的内容较多，则可按层次使用子标题（图 4-7），并尽可能创建与“结论”中内容相对应的子标题。这种写法可保持文章内部的一致呼应，同时读者也可很快了解“某特定方法”和“与其相关的结果”。

图 4-7　材料与方法写作示例

三、结果

论文的结果是文章中最重要的部分，需要系统、详细地展示和记述研究所发现的结果。撰写结果部分应注意以下几点。

1. 结果展示的先后顺序

结果的呈现顺序应根据研究目的而定。可以按照"方法"部分中的次序来呈现结果；也可以采用不同的方式，如由传统方法的治疗结果到新方法的治疗结果、或按照时间顺序、或按照结果的重要性程度来呈现。

2. 数据完整准确

（1）数据完整　研究结果报告的例数应与入选研究对象的例数相吻合。如有数据不全，则应作解释，包括"剔除"或"失访"的例数，以及"剔除"或"失访"的原因。另外，如进行两组或多组比较，应列出各组间除研究因素以外的其他临床基线情况，并进行均衡性检验。

（2）数据详实准确　所有数据要求真实、准确，注意度量单位与有效数字的正确应用。要求采用国际单位制，如果试验仪器测试的数据不是国际单位，应注明并换算。同时，注意数据的统一性，即同一组试验数据应使用相同的有效数字。

3. 提供统计分析结果

应按统计学要求和格式规范来撰写。

（1）统计推断的表述　以临床研究为例，统计推断时应注意：①选择的统计推断方法要正确，如果所用统计分析较复杂，则要进行相应的解释或说明。②应给出所有"统计推断"的结果，包括统计量和 P 值（反映结果可信程度的概率指标）。P 值可以是"P 值的实际数"，或以"$P=0.01$"或"$P<0.01$"等形式给出，同时注意自由度的特殊表达形式。③"率"和"比"的正确应用。④当相对数的分母太小时，应报道绝对数，如"10/20 例"，而不能只报告"50% 病例"，从而造成错误引导。⑤有些研究还需要给出测量误差、标准差、平均标准误差、均方差和变异系数等。

（2）统计结果的表达形式　结果表达形式包括文本、图形/曲线、表格等。文本应与图表呼应互补，同时注意文本、图形、表格不应重复相同的信息，即同一组数据无需同时列"表"和用"图"。不同期刊对图表要求不完全一致，应根据拟投期刊的要求分别对待。例如，多数期刊推荐图片用 tif 格式，不推荐用 bmp 格式或 jpg 格式，且要求图片足够清晰。另外，建议尽量用最少的图提供最多的信息，最多不超过 8 个图。图片太多显得啰唆和累赘，版面费的支出也可能会增加。必要时还可用表格替代一些图。

（3）统计表/图按顺序编号　所有统计表/图分别按顺序统一编号。应赋予每一个统计表/图简短扼要的标题，通常，将"表题"置于表的上方、"图题"置于图的下方、"图例"置于图幅中，或单独列出图表题目。具体视期刊的要求。

案例 4-17、案例 4-18 分别是统计表和统计图的应用举例（详见图 4-8、图 4-9）。

案例 4-17：统计表应用举例。

表格能清晰展示论文获得的第一手结果，便于读者在研究时进行引用和对比。如图 4-8 所示表格，该表格将"数据的变化趋势"灵活地表现了出来。

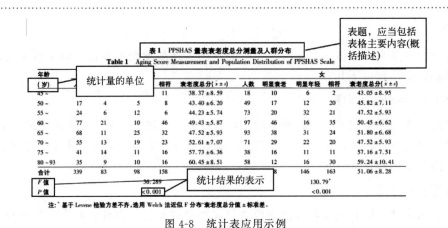

图 4-8　统计表应用示例

案例 4-18：统计图应用举例。

图 4-9 所示为"Cox 回归列线图"。该图应用"列线图"，描述 AMI（急性心肌梗死）患者 PCI（经皮冠状动脉介入术）术后的预后风险，包括患者 GLU（血糖检测值）、BNP（B 型钠尿肽）、冠状动脉病变支数、异常 Q 波的出现，以及 3 个月、6 个月、12 个月、18 个月、24 个月生存率等结果的直观展示。

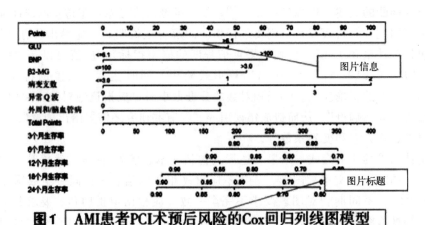

图 4-9　统计图应用示例

---

4. 避免过多评论

在"结果"部分，应专注于结果的简明总结，不宜过多评论，避免与后续的"讨论"部分重复。

5. 按逻辑顺序描述

结果的描述还要注意层次安排，即按照逻辑性要求展开描述。

四、讨论

讨论部分在科研论文中扮演着至关重要的角色，旨在对研究结果进行评价、解释和推断。这个部分的写作应强调研究的关键发现和结果的重要性，而不是简单地重复数据或其他资料。

（一）讨论的写作内容

1. 结论描述

以专业视角对研究成果进行精炼总结，重点对每个研究结果的合理性、异常情况和背后机制进行描述和分析，引导读者了解论文中最重要的结论。同时，注意确保所描述的结论应与研究结果和目的一致。

2. 结论解释

对本研究的结论进行解释。通常需要通过与其他研究结果的对比来凸显解释的科学性和可靠性。同时，列举与本研究结论一致和不一致的文献，并解释不一致的原因。

3. 研究价值

阐述本研究的实际应用价值，即本研究对社会或临床实践可能产生的影响。这可以包括研究的临床意义、潜在的治疗方法改进、新药物发现或为进一步研究提供基础信息等。注意强调研究的重要性以及可能的应用价值。

4. 不足之处

在描述研究的限制性因素时，应谨慎选择并明确列举其中一到两个不会对研究结论的科学性和准确性造成严重影响的问题。例如，可能涉及"样本量较小"或"研究随访时间较短"等方面的限制等。同时，应避免过于强调像"统计方法不当"或"评价指标不够成熟"等更为重大的问题。

5. 研究心得

在文章最后，提供本研究传达给读者的有价值的知识、启发或对未来研究的展望。

（二）讨论的结构化写作五步法

英国 Keele University（基尔大学）James Hartley 教授提出了"讨论"结构化写作的五步法。

第一步　重述结论和成果

对本次研究得出的结论和取得的成果，进行简要阐述。

第二步　分析对比

结合文献，与以前结果或他人的研究结果进行对比，包括相同点或不同点，是与以前结果或他人研究结果一致，还是有所进步。

第三步　列出研究的局限性

列出该研究可能存在的不足之处或未解决的问题。

第四步　提出解决方案

针对研究存在的局限性，提出有待进一步解决的关键性问题及其解决方案。

第五步　提出建议

在本研究基础上，提出新的问题，以及进一步研究的建议。

采用了五步法之后，一些基本的问题就能在讨论部分加以解决。例如：①本研究在方法、结果以及诠释上和前人有什么区别？②本研究数据能否得出什么重要的推断或者预测？

③研究结果能否解决相应的问题？④与前人的成果相比，研究方式有没有进行差异化处理？等等。

讨论写好之后，可以再次回顾一下，保证思路理顺，逻辑清晰。此外，讨论部分还要注意保持与结果的一致性，即讨论和结果要一一对应。讨论最后，应点明哪些问题尚未解答，以及要继续做的工作。

五、结论

结论是正文的组成部分之一，撰写结论需要对研究结果有进一步的认识。不能把结论写成结果，或把结论写成摘要、引言。

（一）结论的写作内容

结论的内容应着重反映研究结果的理论价值、实用价值及其适用范围，指出有待进一步解决的关键性问题和今后研究的设想。因此，在结论中一般应阐述以下内容。

1. 与前人研究成果的比较

写明与前人研究成果进行比较有哪些异同。例如：对前人有关问题的看法作了哪些检验；哪些与本研究一致，哪些不一致；作者作了哪些修正、补充、发展或否定；等等。

2. 实际应用价值和意义

写明本研究结果所揭示的原理及其普遍性。例如：本研究结果说明了什么问题；解决了什么理论或实际问题；在理论或生产生活中的实用价值或意义。

3. 不足之处或遗留问题

本研究是否存在例外情况或本论文尚难以解释或解决的问题，可提出进一步研究建议。

（二）结论的写作要求和注意事项

1. 结论要严谨

结论应严谨、精炼、准确、完整、逻辑性强。内容较多的论文，其结论可以按研究结果的重要性递次排列，分项编号逐条列出。

2. 避免简单重复

结论应是最终的、总体的结论，不能写成对文中各段小结的简单重复。如果得出的结果的要点在正文没有明确给出，可在结论部分以最简洁易懂的文字写出。

3. 不能模棱两可

无论是肯定还是否定某一观点，都必须有充分的依据。避免使用含糊不清、模棱两可的词汇，如"大概"、"或许"、"据估计"、"可能是"等。

（三）结论中常用的句型举例

结论中较常用的句型举例：①描述研究目的的句型，如"阐明了……机制"，"研究了……"，或者"为了……"等；②描述研究主要结果的句型，如"结果表明……"；③描述研究结论的句型，如"本研究的结果意味着……"；④描述研究内容和方法的句型，如"开展了……"。

>> 第五节　参考文献的撰写

一、参考文献的写作要求

参考文献是对某一著作整体的参考或借鉴，其主要作用是为文中的论点提供充实的论证。正确标识和引用参考文献，既可以表明作者对他人研究成果的尊重，又可以反映论文的真实科学依据，提升论文的价值水平。引用参考文献基本要求和注意事项列举如下。

1. 确保参考文献的真实性

参考文献的真实性是指作者所选用的参考文献是客观存在的，能反映客观事物的本来面貌。只有在论文中所选定的参考文献为真时，论文的论点才站得住脚，才能更有说服力。

2. 保持与论文主题的一致性

搜集参考文献时，必须要紧紧地围绕论文的主题，所选文献要为论证主题服务。只有那些能够有力地说明、突出、烘托主题的文献资料才能选用，这也是选择参考文献时的基本原则。

3. 选择有代表性的参考文献

选择相对比较典型、有特征、有代表性的文献，以有效揭示事物的本质。

4. 引用近期发表的参考文献

应避免过于陈旧的文献引用，尽量选取论文发表时间较近的、相对新颖的文献。这有助于支持论文的新颖性和创新性，确保引用文献的与时俱进。

二、参考文献的格式规范

（一）英文参考文献标准格式

目前，国际较通用的医学科研论文的参考文献格式，主要参照：① 温哥华格式（Vancouver style），出自国际医学期刊编辑委员会（ICMJE)-《学术研究实施与报告和医学期刊编辑与发表的推荐规范》；② 美国国立医学图书馆（National Library of Medicine，NLM）数据库标准格式（图 4-10）。

1. 期刊文献

格式规范：

著者（姓前名后，名缩写，以逗号分隔).文献题名.期刊名（标准缩写).发表年月日；卷（期）：起止页码.（以 Vancouver style 为例）

所谓"卷"一般自期刊创刊之年算起，创刊当年发表的期刊为第 1 卷；"期"则是从每年的 1 月算起，第 1 月发布的期刊即为当年的第 1 期；如果是月刊，则每卷有 12 期；如果是半月刊，则每卷有 24 期；以此类推。

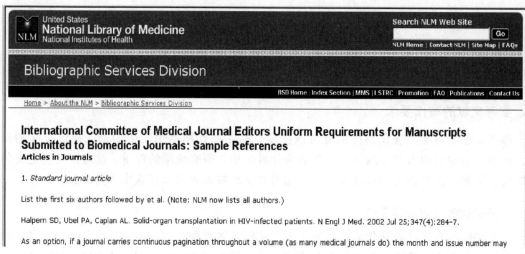

图 4-10　美国国立医学图书馆（NLM）数据库官方网站截图

Braak H，Feldengut S，Del Tredici K. Pathogenesis and prevention of Alzheimer's disease：when and in what way does the pathological process begin? Nervenarzt. 2013 April 21；84（4）：477-482.

格式解析：Braak H，Feldengut S，Del Tredici K［列出文献的 3 位作者。如果超过 3 位作者，一般仅列排名前三的作者，然后使用"et al."（拉丁语，意思为"等等"）代替其他作者的姓名］. Pathogenesis and prevention of Alzheimer's disease：when and in what way does the pathological process begin（文献题名）? Nervenarzt（期刊名）. 2013 April 21（文献发表的年、月、日；也可仅列文献发表的年份）；84（4）（第 84 卷第 4 期）：477-482（起止页码）.

有少数英文期刊只有卷，或只有期。有些英文期刊也可能没有页码，例如开放获取的期刊文献，或已接收尚未正式出版的文献，为"Online"状态，有"DOI 号"或"文献编号"。

Zhang Q，Wang HY，Jiang YJ，et al. A numerical large strain solution for circular tunnels excavated in strain-softening rock masses. Computers and Geotechnics. 2019；114：103142.

格式解析：Zhang Q，Wang HY，Jiang YJ，et al（列出文献的前三位作者）. A numerical large strain solution for circular tunnels excavated in strain-softening rock masses（文献题名）. Computers and Geotechnics（期刊名）. 2019（文献发表的年份）；114（第 114 期——该期刊没有卷，只有期）：103142（文献编号）.

有的英文文献，是团体著者，则需要列出团体著者的名称。

Diabetes Prevention Program Research Group. Long-term safety, tolerability, and weight loss associated with metformin in the Diabetes Prevention Program Outcomes Study. Diabetes Care. 2012；35（4）：731-7.

格式解析： Diabetes Prevention Program Research Group（团体著者名称）. Long-term safety, tolerability, and weight loss associated with metformin in the Diabetes Prevention Program Outcomes Study（文献题名）. Diabetes Care（期刊名）. 2012（文献发表的年份）；35（4）（第 35 卷第 4 期）：731-7（起止页码）.

2. 图书/专著文献

格式规范：

著者. 图书的章节名称. In：图书主编姓名. 图书名. 出版地：出版社；出版年份. 起止页码.

Meltzer PS，Kallioniemi A，Trent JM. Chromosome alterations in human solid tumors. In：Vogelstein B，Kinzler KW，editors. The genetic basis of human cancer. New York：McGraw-Hill；2002. p. 93-113.

格式解析： Meltzer PS，Kallioniemi A，Trent JM（著者）. Chromosome alterations in human solid tumors（图书的章节名称）. In：Vogelstein B，Kinzler KW，editors（图书主编姓名）. The genetic basis of human cancer（图书名）. New York（出版地）：McGraw-Hill（出版社）；2002（出版年份）. p. 93-113（起止页码）.

3. 学位论文

格式规范：

论文著者. 论文题名. 学校地点，学校名称；递交时间.

Goldberg A. Where Do Social Categories Come From? A Comparative Analysis of Online Interaction and Categorical Emergence in Music and Finance ［Dissertation］. Amir Goldberg，Princeton University；2012.

格式解析： Goldberg A（学位论文著者）. Where Do Social Categories Come From? A Comparative Analysis of Online Interaction and Categorical Emergence in Music and Finance（学位论文题名）［Dissertation］. Amir Goldberg（学校地点），Princeton University（学校名称）；2012（论文递交时间）.

4. 会议录/会议论文

格式规范：

文献编者. 会议名称；时间，地点，出版地：出版社；出版年.（起止页码）.

论文著者. 论文题名. 论文集编者. 论文集标题. 会议名；会议时间；会议地点. 出版社；出版时间. 起止页.

案例 4-24: 英文会议录文献示例。

Mangard，Stefan，François-Xavier Standaert，editors. 12th International Workshop of Cryptographic Hardware and Embedded Systems；2010 August 17-20，Santa Barbara，USA，New York：Springer；2010.

格式解析：Mangard，Stefan，François-Xavier Standaert，editors（会议文献编者）. 12th International Workshop of Cryptographic Hardware and Embedded Systems（会议名称）；2010 August 17-20（会议召开时间），Santa Barbara，USA（会议地点），New York（会议录的出版地）：Springer（出版社）；2010（出版年）.

案例 4-25: 英文会议论文示例。

Christensen S，Oppacher F. An analysis of Koza's computational effort statistic for genetic programming. In：Foster JA，Lutton E，Miller J，Ryan C，Tettamanzi AG，editors. Genetic programming. EuroGP 2002：Proceedings of the 5th European Conference on Genetic Programming；2002 Apr 3-5；Kinsdale，Ireland. Berlin：Springer；2002. 182-91.

格式解析：Christensen S，Oppacher F（论文著者）. An analysis of Koza's computational effort statistic for genetic programming（论文题名）. In：Foster JA，Lutton E，Miller J，Ryan C，Tettamanzi AG，editors（论文集编者）. Genetic programming（论文集标题）. EuroGP 2002：Proceedings of the 5th European Conference on Genetic Programming（会议名）；2002 Apr 3-5（会议时间）；Kinsdale，Ireland（会议地点）. Berlin：Springer（出版社）；2002（出版时间）. 182-91（起止页码）.

5. 指南

格式规范：

主要责任者. 指南题目. 发布地：发布机构，发布年份；起止页码.

案例 4-26: 指南文献示例。

WHO. Early warning alert and response in emergencies：an operational guide. Geneva：World Health Organization，2022；1-189.

格式解析：WHO（主要责任者——世界卫生组织）. Early warning alert and response in emergencies：an operational guide（指南题目）. Geneva（发布地）：World Health Organization（发布机构），2022（发布年份）；1-189（起止页码）.

6. 科学技术报告

格式规范：

科学技术报告者及作者所属单位. 报告题目. 基金及资助提供单位；资助时间. 报告号. 合同号.

Yen GG (Oklahoma State University, School of Electrical and Computer Engineering, Stillwater, OK). Health monitoring on vibration signatures. Final report. Arlington (VA)：Air Force Office of Scientific Research (US)，Air Force Research Laboratory；2002 Feb. Report No.：AFRLSRBLTR020123. Contract No.：F496209810049.

格式解析：Yen GG (Oklahoma State University，School of Electrical and Computer Engineering，Stillwater，OK)（科学技术报告者及作者所属单位）. Health monitoring on vibration signatures. Final report（科学技术报告的题目）. Arlington (VA)：Air Force Office of Scientific Research (US)，Air Force Research Laboratory（资助提供单位）；2002 Feb（资助时间）. Report No.：AFRLSRBLTR020123（报告号）. Contract No.：F496209810049（合同号）.

7. 专利

格式规范：

发明人；专利名称. 专利权属人/机构. 专利国. 专利号. 专利申请日.

Zsuzsanna Nagy, Birmingham, inventor；Isis Innovation Ltd, Oxford, assignee. Susceptibility gene for Alzheimer's disease. U. S. Patent. US. 8137916 B2. 2010 Oct 26.

格式解析：Zsuzsanna Nagy，Birmingham，inventor（发明人）；Isis Innovation Ltd，Oxford，assignee. Susceptibility gene for Alzheimer's disease（专利名称）. U. S. Patent（专利权属机构）. US（专利国）. 8137916 B2（专利号）. 2010 Oct 26（专利申请日）.

8. 报纸文章

格式规范：

主要责任者. 文献题目. 报纸名，出版日期（版次）.

Maureen Down. A. I.：Actually, Insipid Until It's Actively Insidious. The New York Times，2023-01-28 (3).

格式解析：Maureen Down（主要责任者）. A. I.：Actually, Insipid Until It's Actively Insidious（文献题名）. The New York Times（报纸名），2023-01-28 (3)（2023 年 1 月 28 日报纸的第 3 版面）.

9. 电子文献

格式规范：

文献作者. 文献题目. 文献的出处或可获得的地址，发表或更新日期.

Yousif Ahmad，Samit Shah，Roland Assi. Percutaneous Coronary Intervention（PCI）. https：//www. yalemedicine. org/conditions/percutaneous-coronary-intervention-pci，2023-01-28.

格式解析： Yousif Ahmad，Samit Shah，Roland Assi（电子文献作者）. Percutaneous Coronary Intervention（PCI）（电子文献题目）. https：//www. yalemedicine. org/conditions/percutaneous-coronary-intervention-pci（电子文献可获得的网址），2023-01-28（发表或更新日期）.

（二）中文参考文献著录的格式规范

中文参考文献著录格式，参照 GB/T 7714—2015（用于学术文章文后参考文献著录的国家标准）。

1. 期刊文献

格式示例：

作者.题（篇）名［J］.期刊名，出版年，卷号（期号）：起止页码.

黄河浪，刘星，李翔，等.人体衰老认识与测试指标（量表）构建的理论思维与方法［J］.中华疾病控制杂志，2018，22（1）：85-88，103.

格式解析： 黄河浪，刘星，李翔，等（作者只写到第 3 位，第 4 位和其后的作者用"等"代替）.人体衰老认识与测试指标（量表）构建的理论思维与方法（文献题目）［J］［标志"J"，即 Journal（期刊）的简写，文献类型和文献载体标识代码见表 4-1 和表 4-2］.中华疾病控制杂志（期刊名），2018（出版年份），22（1）（第 22 卷第 1 期）：85-88，103（第 85 至第 88 页，以及第 103 页）.

表 4-1　文献类型和标识代码

参考文献类型	文献类型标识代码
普通图书	M
会议录	C
汇编	G
报纸	N
期刊	J
学位论文	D
报告	R
标准	S
专利	P
数据库	DB
计算机程序	CP
电子公告	EB

参考文献类型	文献类型标识代码
档案	A
舆图	CM
数据集	DS
其他	Z

表 4-2　电子资源载体和标识代码

电子资源的载体类型	载体类型标识代码
磁带（magnetic tape）	MT
磁盘（disk）	DK
光盘（CD-ROM）	CD
联机网络（online）	OL

2.专著

格式规范：

作者.章节名，主编.专著名[M].出版地：出版机构，出版年，起止页码.

案例 4-32：专著示例。

吴磊，黄河浪，周璇，等.第四章第二节衰老指标和条目的确定，黄河浪主编.人体衰老度测量［M］.江西：江西人民出版社，2021，90-105.

格式解析：吴磊，黄河浪，周璇，等（列出章节的前 3 名作者）.第四章第二节衰老指标和条目的确定（所引用的章节名），黄河浪主编（该专著的主编）.人体衰老度测量（专著名）［M］（标志"M"，表示文献类型为图书/专著）.江西（出版地）：江西人民出版社（出版机构），2021（出版年份），90-105（章节所在的起止页码）.

3.学位论文

格式规范：

作者.题(篇)名[D].授学位单位，授学位年.

案例 4-33：学位论文示例。

张频.基于机器学习的 AMI 患者 PCI 术预后影响因素及预测模型研究［D].南昌大学，2022.

格式解析：张频（学位论文的作者）.基于机器学习的 AMI 患者 PCI 术预后影响因素及预测模型研究（学位论文的题目）[D]（标志"D"，表示文献类型为学位论文）.南昌大学（授学位单位），2022（授学位年份）.

4.会议论文

格式规范：

作者.篇名[C].会议名称，会议地址，会议举办年份：会议论文起止页码.

5. 专利

格式规范：

专利申请者或所有者.专利题目:专利号[P].公告日期或公开日期.

（1）标准　格式规范：

标准名称[S].出版地：出版年，起止页码.

（2）软件著作权　格式规范：

软件著作权申请者或所有者.软件名称[CP].软件出版单位，软件著作权号，公告日期或公开日期.

案例 4-34：软件著作权示例。

吴磊；刘勇；黄骥之；江涵；黄河浪.老年人体质测评软件 V1.0[CP].中华人民共和国国家版权局，2020SR005173，2020-01-10.

格式解析：吴磊；刘勇；黄骥之；江涵；黄河浪（软件著作权的所有者）.老年人体质测评软件 V1.0（软件名称）[CP]（标志"CP"，表示类型为计算机程序）.中华人民共和国国家版权局（软件出版单位），2020SR005173（软件著作权号），2020-01-10（公开日期）.

（3）报告　格式规范：

作者.题(篇)名[R].出版地：出版者，出版年份：起始页码.

（4）报纸文章　格式规范：

作者.题(篇)名[N].报纸名.出版日期(版次).

（5）电子文档　格式规范：

作者.题(篇)名[E].出处或可获得地址(网址).发表或更新日期/引用日期(任选).

思考题：

1.医学科研论文的基本格式由哪三部分组成？

2.选取关键词时，应遵循哪些原则？

3.医学科研论文"讨论"的结构化写作五步法是哪五步？

4.引用参考文献时的注意事项有哪些？

（刘伟新　晏渠如　涂嘉欣　王胜南　张　豫）

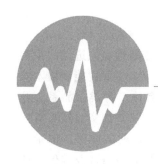

第五章

不同类型医学科研论文写作

医学科研论文作为报道自然科学研究和技术开发、创新性工作成果的论述类文章，按照文献资料来源、论文写作目的、医学学科及课题的性质、论文体裁等有多种分类形式，在第一章第一节中已有介绍。本章将进一步结合案例，重点介绍基础医学论文、应用医学论文和医学文献综述这三大类常用医学科研论文的写作特点和结构；同时，由于医学科研的开题报告也包括综述、研究内容、可行性分析等涉及科研论文写作的内容和写作规范，故开题报告的写作特点、内容要求和写作格式等也将在本章节中一并介绍。

》 第一节　基础医学论文

一、基础医学论文分类

基础医学论文主要分为两种类型。一种是研究报告性质的基础医学论文，它主要是根据实验室的研究记录资料或现场调查资料进行汇总分析后形成的论文。另一种是技术交流性质的基础医学论文，这种类型的基础医学论文主要是对实验技术及有关仪器的设计、制造和使用操作方法进行介绍。

二、基础医学论文的结构

基础医学论文的结构与大多数论文结构类似（详见第四章第一节），此处将主要结合案例和基础医学论文的特点，介绍其写作特点和格式规范。

（一）摘要

基础医学论文的摘要主要包括研究目的、方法、结果及结论。此外，为了满足国际文献检索系统的需求或符合相关期刊的要求，通常要求论文附上英文摘要，以便在国际学术界的交流和传播。同时，英文摘要也要与中文摘要保持一致，确保表达的内容相符。

（二）引言

基础医学论文的引言主要是介绍研究者为什么做此项研究，包括该医学研究的国内外研究背景、研究目的、研究意义及研究的主要内容。同样地，作为正文的开始，引言应精练、简洁、明快，总字数虽然在很多医学期刊并没有做相应要求，但一般控制在 300 字左右。引言写作只起引导作用，不能涉及基础研究的数据或结论。此外，写作时应注意与摘要和结论进行区分，引言中既要增加自己的观点内容，还要避免与结论雷同。

（三）材料与方法

材料与方法是基础医学论文的基石，也是判断一篇论文科学性、创新性和先进性的主要依据。基础医学论文的材料与方法主要包括仪器设备的名称、生产厂家、主要性能和技术参数；主要试剂的名称、型号、生产厂家；实验对象，如实验动物的名称、种类、品系、分级、数量、性别、体重、健康状态、分组方法、每组的例数等；实验方法，如实验组与对照组的分组方法、体内试验方法、体外试验方法、切片方法、染色方法、测试方法、记录方法、统计方法等；研究流程，即整个研究所进行的过程；还可包括实验环境条件及其他一些有关内容等。材料与方法的撰写应注意要详略得当、轻重分明，对部分重点内容进行具体描述，而对于实验条件及过程的撰写要保证客观准确。

（四）结果

结果是整个基础医学论文的核心，也是基础研究的价值所在。在表达基础医学研究和观察的结果时，首先要围绕研究内容，按照一定逻辑顺序对结果进行整理；其次要保证数据内容充实，必须是自己实验获得的第一手资料而不能有第二手资料；第三，要准确记录实验所得的数据或资料，然后对原始数据进行分析、汇总和统计学处理，以得出研究的结果。此外，撰写基础医学论文的结果还应注意以下几点。

1. 资料详实

数据资料的整理要详实，撰写论文之前务必先将基础医学实验中观察记录的全部资料进行编号以便于查询引用。

2. 数据真实

要求如实填写数据，严谨求真，实事求是，严禁随意拼凑和伪造数据，以确保数据的真实性。

3. 图表清晰

正确使用图和表，基础医学论文中的照片、插图和表格要求简单清晰，如文字能叙述清楚的内容尽量不加插图或表格描述。表格的设计应清晰规范，如医学论文一般采用三线表的格式，每个表格除有栏头、表身外，还要有表序和表题，表序和表题通常标注在表的上方，正文涉及表格处应标明表序，便于读者查询；表中数据的有效数字应保持一致，且不带单位。插图要求整体大小比例适中，粗细均匀，数字清晰，照片则要求色彩亮度及对比度分明；每幅图都要有图序和图题，通常标注在图的下方。

4. 统计分析

对实验所获取的数据进行统计处理和分析，给出统计推断和解释；即通过运用统计学原理和方法，揭示数据背后的模式，并从中提取有意义的信息。

（五）讨论

讨论是展现基础医学研究的主要内容及创新的部分，是论文的精华部分，同时也是对引言所提出问题的回答，是将研究结果中表象的感性认识升华为本质的理性认识。更形象一点来说，讨论是把实验结果提炼到理论认识的部分。

概括起来，基础医学研究的讨论的主要包括：

（1）结果解释　对此次基础医学研究结果（阳性或阴性）做出合理的解释或补充说明，

即出现阳性（阴性）结果的原因。

（2）研究比较　将本研究与当前国内外相关研究进行对比，指出创新之处，或观点的异同点等。

（3）总结建议　对本研究结果进行分析讨论，并对可能的原因提出自己的观点，指明进一步研究的建议。

（4）不足之处　指出本研究结果和研究过程中可能存在的不足之处。

（六）结论

结论又称结语或小结，是在对实验研究结果进行讨论后得出的，是对研究的总结。结论应言简意赅、恰如其分、合乎逻辑，切忌虚构、渲染或夸大研究结果。

》 第二节　应用医学论文

一、应用医学论文分类

应用医学论文主要分为临床医学论文和预防医学论文两部分。临床医学论文是临床医生在进行实际临床工作或科研时，通过对疾病发生原因、病理过程及疾病转归过程的研究分析总结而成的，以论证型和科技报告型论文为主。预防医学论文则是通过研究环境因素、社会因素和心理行为等对人群健康影响的规律，应用各种技术、方法和原理，以流行病学调查报告和个案报道为主。

（一）临床医学论文

1. 临床经验体会

临床经验体会，主要是对实际临床工作中的某一方面或某类病患的诊断、治疗措施所作的回顾性总结，属于经验总结性论文。通过对临床实践工作进行总结、剖析，找出其中具有代表性、规律性的信息，发现疗效更好的治疗方案及措施，从而进一步应用于临床工作中。

2. 专题研究总结

专题研究总结是一类对临床科研成果或阶段性研究成果进行总结的技术成果性论文。与临床经验体会相比，专题研究总结的格式更加规范，包括内容摘要、关键词、引言、材料与方法、实验结果、临床应用、讨论、结论及参考文献等部分。除此之外，其内容也更加充实，不仅要对别人的研究进行总结，还要在此基础之上提出更新颖的观点。

3. 新技术、新方法报道

新技术、新方法报道是介绍新技术、新方法的应用，阐述其原理和相关知识的一种技术进展性论文。该类报道更注重真实性、可靠性和严谨性，坚持实事求是的原则，详细记录有实验的相关数据以及相关资料，严禁捏造数据或摘录他人研究数据。

4. 病例分析

病例分析是一种医学学术方法，通过详细描述和分析个体或病例的疾病发展、诊断和治疗过程，来推动临床知识的深化和临床实践的改进。分析的病例数，从几例到几千例不等，主要由病例的发病率以及采用诊疗方法的具体情况来决定，临床实践中多是以危害人群健康的常见病居多。病例分析的内容主要包括内容提要、关键词、引言、典型病例、讨论及参考文献等，其中重点内容是典型病例和讨论部分。

5. 病例报告

病例报告，也称个案报告，是指以报告形式出现的关于个别病例的病情、诊断和治疗的资料性文章。一份完整的病例报告由引言、病例摘要、讨论和参考文献四部分组成，也可以由病例摘要和讨论两部分组成。

6. 病案（病历）讨论

病案（病历）讨论是指对疑难病例、复杂病例的诊断、治疗、发病机制等进行集体讨论，并将讨论记录汇编成书面的经验总结性文章。其主要内容可分为摘要、报告、讨论及参考文献等。

（二）预防医学论文

1. 流行病学调查报告

流行病学调查是指用流行病学方法进行的调查研究，主要用于研究疾病、健康和卫生事件的分布及其决定因素。通过这些调查研究，提出合理的预防保健对策和健康服务措施，并评价这些对策和措施的效果。因此，流行病学调查报告更适合于发现疾病病因，尤其是在暴发流行时。

2. 个案报道

个案报道即个案报告，又称单个病例报告，属于病例报告的一种，是对单个病例或少于10个病例的详细报告。个案报道旨在通过详细描述和分析特殊或罕见病例，提供对临床实践和医学知识的有益信息，是开展少见疾病、罕见疾病临床研究的重要途径。

二、应用医学论文的结构

（一）临床医学论文的结构

临床医学论文的写作与基础医学论文的撰写格式大致相同，以下将主要围绕临床医学论文的写作特点，并结合临床医学期刊的要求及具体案例展开介绍。

1. 题目

在设计题目时，一般基于三个要素，即研究方法、研究对象和研究目的。例如题目《基于风险评分模型的社区老年性痴呆预测研究》（中国老年学杂志，2018），该题目包含的三大要素分别是：①研究方法——风险评分模型；②研究对象——社区老年人；③研究目的——老年性痴呆的早期诊断和预测研究。

2. 署名

署名要求写真名，即作者应对文章内容承担全部责任。大多数临床医学期刊的署名都使用脚注，脚注放在主页的底部，以小字体列出。署名不仅便于读者与作者进行联系交流，也便于进行文献检索、查阅。

3. 摘要

摘要是临床医学论文的浓缩或缩影，包括论文的主要信息，是对论文内容的准确总结。

以《食管癌放疗联合化疗患者营养状况相关性因素分析》（案例5-1）为例，其摘要包括：目的（简要说明研究的目的），方法（基本设计、材料方法，如何收集资料及统计处理数据等），结果（主要结果和数据及其置信区间、统计学显著性检验的确切值等），结论（经验证、论证取得的正确观点及其理论价值或应用价值，可否推荐和推广等）。

案例5-1：摘要写作示例。

论文《食管癌放疗联合化疗患者营养状况相关性因素分析》（中华全科医学，2017）中的摘要（图5-1）：

食管癌放疗联合化疗患者营养状况相关性因素分析

邵秋月，谢淑萍，沈佳琴，王谨

浙江省肿瘤医院胸部放疗科，浙江 杭州 310022

摘要： 目的 通过对食管癌放疗联合化疗患者进行营养评估，探讨食管癌放化疗患者营养风险增加的相关因素，以便于临床及时给予营养干预和监测，进而指导个体化的营养支持提供科学依据。方法 选择2014年7月—2015年7月浙江省肿瘤医院符合纳入营养风险筛查的97例食管癌放疗患者为研究对象，运用欧洲营养风险筛查工具（NRS-2002）对患者入院时、放疗第1周至第6周进行营养风险筛查，分析其相关性，评价食管癌放化疗患者的营养状态。结果 26.8%的患者在放化疗前就存在营养风险，这种风险随着放化疗的进行而逐渐升高，至放疗第6周，达到44.8%；入院时NRS-2002评分≤3分和≥4分的患者，1年总生存分别为91.1%和61.9%（$P=0.010$），治疗期间NRS-2002评分最高分≤2分和≥3分患者1年总生存分别为94.2%和77.5%（$P=0.012$），治疗期间NRS-2002评分最低分≤3分和≥4分患者1年总生存分别为93.0%和55.0%（$P=0.009$）；入院时和放疗第1周NRS-2002评分与前白蛋白有关（$P<0.001$，$P=0.002$），放疗第3周NRS-2002评分与白蛋白有关（$P=0.036$）。结论 食管癌放疗联合化疗患者存在较高的营养风险，影响患者治疗进程和治疗效果，因此，进行及时有效的营养评估及干预至关重要。

图5-1 摘要写作示例

4. 关键词

关键词赋予文献某种检索标识，它们是表达论文主题内容的标准名词或术语或短语，以《AMI患者PCI术预后及评价的研究进展》（案例5-2）为例，关键词应具有代表性、特异性、可检索性和规范性。

案例5-2：关键词应用示例。

论文《AMI患者PCI术预后及评价的研究进展》[南昌大学学报（医学版），2021]中的关键词有3个，分别为：急性心肌梗死、冠状动脉介入术、预后（图5-2）：

AMI患者PCI术预后及评价的研究进展

邹婷婷，张 频，李 利，吴 磊

（江西省预防医学重点实验室，南昌大学公共卫生学院流行病学教研室，南昌 330006）

摘要： 急性心肌梗死（AMI）起病急、病情进程快、病死率高，是临床常见的急危重症。而经皮冠状动脉介入治疗（PCI）因其技术成熟，已经成为治疗AMI的主要手段并广泛应用。虽然PCI可显著降低AMI病死率，但PCI术后患者发生主要不良心血管事件（MACE）的比率仍然很高，而严重影响患者的预后效果。如何有效预测和防止MACE是改善AMI患者预后的关键。文章通过对目前AMI患者行PCI术的预后现状进行综述，从AMI患者的PCI术后预后、影响AMI患者的PCI术后预后的因素及预后评价模型等角度，综合探讨AMI患者的PCI手术预后情况，以期达到有效帮助医护人员对患者提早进行干预指导、降低MACE的发生、提高患者的生存质量和生存率、丰富AMI防治理论与方法的目的。

关键词： 急性心肌梗死；冠状动脉介入术；预后

图5-2 关键词应用示例

5. 引言

引言又称前言，是论文的开场白。以《经阴道超高速剪切波弹性成像对宫颈癌及癌前病变的诊断价值》（案例 5-3）为例，临床医学论文的引言主要包括：①简明扼要地交代本研究的目的和研究范围；②说明研究背景，包括前人在同一领域所做的工作、目前国内外的研究进展、需要解决的问题、已解决的问题、尚待解决的问题，引用重要文献以及与本研究的关系，辩证描述本研究的独特性；③阐述主要研究结果及意义，帮助其他研究工作者理解课题意义并对本文结果进行评价。

案例 5-3：引言写作示例。

论文《经阴道超高速剪切波弹性成像对宫颈癌及癌前病变的诊断价值》（中国全科医学，2017）中的引言（图 5-3）：

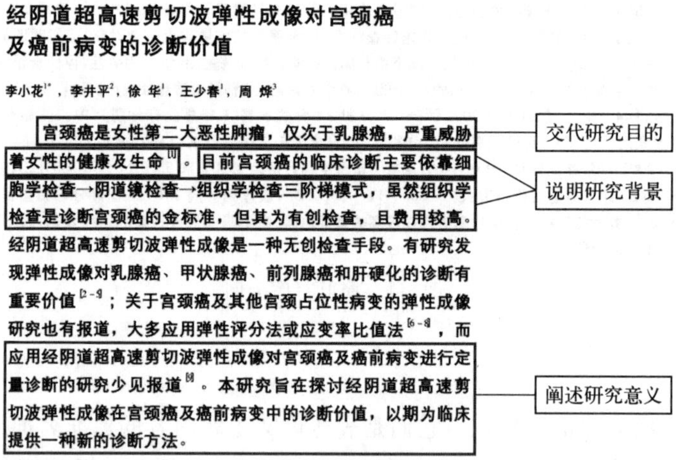
经阴道超高速剪切波弹性成像对宫颈癌及癌前病变的诊断价值

李小花[1*]，李井平[2]，徐 华[1]，王少春[1]，周 烨[3]

宫颈癌是女性第二大恶性肿瘤，仅次于乳腺癌，严重威胁着女性的健康及生命[1]。目前宫颈癌的临床诊断主要依靠细胞学检查→阴道镜检查→组织学检查三阶梯模式，虽然组织学检查是诊断宫颈癌的金标准，但其为有创检查，且费用较高。经阴道超高速剪切波弹性成像是一种无创检查手段。有研究发现弹性成像对乳腺癌、甲状腺癌、前列腺癌和肝硬化的诊断有重要价值[2-5]；关于宫颈癌及其他宫颈占位性病变的弹性成像研究也有报道，大多应用弹性评分法或应变率比值法[6-8]，而应用经阴道超高速剪切波弹性成像对宫颈癌及癌前病变进行定量诊断的研究少见报道[9]。本研究旨在探讨经阴道超高速剪切波弹性成像在宫颈癌及癌前病变中的诊断价值，以期为临床提供一种新的诊断方法。

图 5-3　引言写作示例

6. 材料与方法

材料与方法一直都是医学论文的重要载体，真实、实用、可信等必备因素为医学研究论文提供了强有力的支撑。在实验研究论文中，“材料与方法”通常被用作小标题，而在临床研究论文中，这一部分小标题常改为“临床资料”、“资料与方法”、“对象和方法”、“病例和方法”、“一般资料”、“病例报告”、“手术方法”等。

临床医学论文中“资料与方法”一般包括基本资料、临床表现、实验室检查和各种特殊检查、既往史、随机分组、诊断及分型标准等。以《肺癌放射治疗造成急性放射性肺炎的临床治疗研究》（案例 5-4）为例，其资料与方法包括：①病例的基本资料（一般包括年龄、性别、既往史、入院诊断等）。②病例诊断（或纳入）、排除标准（诊断标准，旨在提供一种一致性和可操作性的方法，以帮助医生和其他医疗专业人员准确地识别、诊断和分类疾病；排除标准，则是研究或临床试验中用于排除某些对象或情况的预先设定的标准）。③分组情况（应随机分组，不仅要介绍治疗组，还要明确说明对照组的年龄、性别，两组要具有可比性）。④方法（用药或治疗方法、治疗时间等）。⑤疗效标准和观察指标（采用何种指标判断受试对象的疗效）。

论文《肺癌放射治疗造成急性放射性肺炎的临床治疗研究》（中国全科医学，2021）中的材料与方法（图 5-4）：

肺癌放射治疗造成急性放射性肺炎的临床治疗研究

张永彤，王春春，黄芳，屈喜梅*

1 资料与方法

1.1 一般资料 选择74例于本院接受放疗后引起急性放射性肺炎的肺癌患者，样本纳入时间范围为2017年9月—2019年9月，均分成两组，每组37例。对照组男19例，女18例，年龄41～75岁，平均（60.84±3.25）岁。试验组男20例，女17例，年龄40～74岁，平均（60.13±3.09）岁。两组一般资料如性别、年龄等一般资料比较差异无统计学意义（$P>0.05$），有可比性。入选标准：（1）患者均有放疗史，胸部X线检查提示肺部网状模糊阴影，边缘无规则，肺部照射剂量>30 Gy；（2）未合并肺炎、肺结核等；（3）患者对研究知情，自愿签署同意书；（4）研究经医院伦理委员会批准。排除标准：（1）严重肾、肝、心功能不全者；（2）慢性放射性肺炎者；（3）出现肺纤维化者；（4）合并精神疾病、沟通障碍者。

> 研究对象的基本资料，以及纳入/排除标准

1.2 方法 对照组实施常规西医治疗，给予糖皮质激素抗炎，即给予10 mg/d地塞米松（生产企业：广东南国药业有限公司；批准文号：国药准字H44024618）静脉滴注，治疗7 d后调整剂量为5 mg/d，1周后再改为10 mg/d醋酸泼尼松片（生产厂家：湖北天圣清大制药有限公司；批准文号：国药准字H42020701）口服，持续治疗2周。病原学检查提示阳性的患者结合药敏试验结果给予对应的抗生素行抗感染治疗，抗生素静滴1周后结合具体情况改为抗生素口服，时间为1周，并根据病情给予支气管解痉剂、吸氧治疗。

> 对照组和实验组的试验方法

试验组在上述治疗前提下采用中医治疗，方剂组成：黄芩6 g，芦根6 g，川贝6 g，连翘6 g，生甘草6 g，黄精10 g，玄参10 g，紫菀10 g，当归15 g，百合10 g，生地15 g，麦冬10 g，桑白皮10 g，鱼腥草20 g，北沙参30 g，射干10 g，紫草15 g，天冬10 g，玉竹10 g，桔梗10 g，白芍30 g，南沙参15 g。1剂/d，加入清水煎煮，煎煮2次后混合药液，去渣，指导患者早晚温服，200 ml/次，持续治疗4周。

1.3 观察指标与疗效评定标准 （1）比较两组治疗效果[3]：临床症状均消失，肺部听诊提示啰音消失、体温复常，胸部X线片提示照射野内毛玻璃影或片状影接近消失为显效；临床症状有所改善，肺部听诊提示啰音减少，体温复常，胸部X线片提示毛玻璃影或片状影缩小>50%为有效；病情改善不明显或者恶化为无效。（2）比较两组用药表现：头晕、头痛、过敏性皮疹、胃肠道不适。通过对观察指标的梳理，为后续相关研究活动的开展奠定了坚实基础，保证了研究活动的真实性与有效性。

> 试验结果的观察指标以及相对应药物疗效的评定标准

图 5-4　材料与方法写作示例

7. 结果

结果是临床医学论文的核心部分，也是结论的主要依据。将临床医学研究过程观察所得的原始资料或数据，经过审查、核对、分析、归纳，以及统计学处理后得出来的结果表述出来，并用统计图表将其形象化。此外，对实验中出现的问题，应实事求是地加以说明。

论文《尿阿尔茨海默病相关神经丝蛋白 AD7c-NTP 在阿尔茨海默病早期诊断中的应用价值》（中国老年学杂志，2016）中的部分结果（图 5-5）：

尿阿尔茨海默病相关神经丝蛋白 AD7c-NTP 在阿尔茨海默病早期诊断中的应用价值

陈静华　廖　雄　杨晨辉　陶雪琴　崔熠可　周跃平　吴　磊
（南昌大学公共卫生学院，江西　南昌　330006）

2　结果

2.1　人口学特征

400 名研究对象年龄 60～93 岁，平均（72.77±7.78）岁，其中正常对照组平均年龄（69.44±7.09）岁，AD 组平均年龄（76.11±6.97）岁，两组年龄存在差异（$t=9.477,P<0.01$）；AD 组中女性 124 例（62%），正常对照组中女性 105 人（52.5%），两组性别构成无明显差异（$\chi^2=3.688,P=0.055$）。

> 人口学特征资料采用 χ^2 检验

2.2　不同年龄段两组尿 AD7c-NTP 含量差异

AD 组不同年龄段尿 AD7c-NTP 含量均高于正常对照组（$P<0.01$）。AD 组尿 AD7c-NTP 的平均水平明显高于正常对照组（$P<0.01$），见表 1。

> 不同年龄段两组尿 AD7c-NTP 含量差异比较采用 t 检验

表 1　不同年龄段两组尿 AD7c-NTP 含量差异
$(\bar{x}\pm s, n=200, \text{ng/ml})$

组别	60～69 岁	70～79 岁	≥80 岁	合计
正常对照组	0.61±0.36	0.70±0.69	0.55±0.50	0.64±0.51
AD 组	1.39±0.86	1.71±0.89	1.85±0.87	1.69±0.89
t/P 值	11.832/<0.01	12.684/<0.01	18.322/<0.01	14.533/<0.01

2.3　尿 AD7c-NTP 诊断早期 AD 的 ROC 分析

尿 AD7c-NTP 诊断早期 AD 的灵敏度、特异度分别为 81.5%、83.5%，约登指数为 0.650，最佳截断值为 0.725，ROC 曲线下面积（AUC）为 0.852，95% 可信区间（CI）为（0.813,0.885），见图 1。

> 尿 AD7c-NTP 诊断早期 AD 的受试者工作曲线（ROC）分析用 MedCalc V. 14.0 软件完成

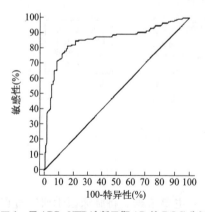

图 1　尿 AD7c-NTP 诊断早期 AD 的 ROC 分析

图 5-5　结果写作示例

8. 讨论（与结论）

讨论是临床医学论文的中心内容，是对研究结果的全面分析和理论阐释。

目前大多国内外的临床医学论文会将"结论"放置在"讨论"的最后，而不单独列出"结论"。结论是以研究成果和讨论为前提，从理论高度和实践价值等角度对整篇文章进行归纳、总结而得出的判断或评价。当论文已有摘要的情况下，结论也可以省略。

案例 5-6：讨论写作示例。

论文《多学科协作护理模式在阿尔茨海默病中的应用》（中华全科医学，2019）中的部分讨论（图 5-6）：

多学科协作护理模式在阿尔茨海默病中的应用

唐春霞，陈浙丽，徐春芸

湖州市第三人民医院精神科，浙江 湖州 313000

研究[15-16]表明，阿尔茨海默病患者往往存在一些生活功能不同程度的缺失，因此本研究根据多学科护理模式下的自理训练来对患者的生活功能进行增强训练，例如做一些简单的日常梳洗以及打扫个人卫生等，对患者进行一系列的感官刺激，并在患者护理后进行认知功能评定量表（ADAS-cog）评分，结果显示运用多学科协作护理的患者 ADAS-cog 评分显著低于常规护理组患者，说明多学科护理可以显著提高患者的认知功能。阿尔茨海默病患者会有不同程度的认知障碍，主要表现为脑部功能退化[17-18]。因此本护理模式根据患者患病程度对其进行不同的认知记忆练习，引导患者进行一些增强记忆认知的游戏，如图文配对、颜色记忆等。社交兴趣类的照护模式，主要通过为患者提供社交机会，来锻炼患者的社交能力，提供感官刺激，尽可能使患者对外界环境保持熟悉，进行一些棋牌类的游戏、怀旧讨论等。

> 讨论部分节选：对该篇论文的前述研究结果进行了归纳、总结，从而得出对多学科协作模式在阿尔兹海默病中的应用的判断和评价。

图 5-6　讨论写作示例

9. 致谢

致谢是指对研究或论文写作过程中给予帮助和支持的人员或者单位表示感谢。一般位于文末自成一段，真诚感激，不言过多，尊重隐私。这部分并不是每篇临床医学论文中都有的，但由于现代临床科研的难度，大多数需要各方的协作，因此，都会加上对协作者的感谢。

10. 参考文献

参考文献是指为撰写论文而引用的文献资料，由于现如今几乎所有的临床医学论文都是基于前人工作的基础，这一部分也是必不可少的。详见第四章第五节。

（二）预防医学论文的结构

1. 流行病学调查报告撰写格式

（1）标题　标题是对流行病学调查的高度概括，主要包括时间、地点和主要调查内容等。流行病学调查报告的标题通常分为规范化标题和自由式标题两种写法。

① 规范化标题：基本格式有三种：a. ××关于××××的调查报告；b. 关于××××的调查报告；c. ××××调查。这类格式常见且规范，能准确描述报告的内容。

② 自由式标题：分为陈述式、提问式和正副题结合三种。

（2）前言（事件概况）　前言主要是对事件的发现、报告和调查情况进行总结，一般200～500字。流行病学调查报告的前言包括三种类型。

① 目的与调查过程型前言：这种类型的前言陈述调查的目的或原因、时间和地点、对象或范围、过程和方法以及人员组成。通过对这些要素的描述，得出中心问题或基本结论。

② 背景与问题陈述型前言：这种类型的前言陈述调查对象的历史背景、总体发展进程、实际情况、主要成就以及突出问题等基本情况，并提出中心问题或主要观点。

③ 结果总结与影响概述型前言：这种类型的前言总结调查的结果，肯定实践，指出问题，激发联想，并解释中心内容等。它对调查的结果做出全面的评价，并概述其对相关领域或实践方面的影响。

（3）基本情况　基本情况是对事件发生地的基本信息及疫情概况进行描述，具体如下。

① 基本信息：事发地自然、社会等基本情况，包括地理位置、行政区域、面积、人口（数量、常居、流动，如在集体性单位发生的，还要有该集体的人员情况）、交通状况、当地医疗卫生组织的情况。

② 疫情概况：当地该疾病既往流行情况；本次事件发生、波及范围等。

（4）现场调查和实验室检测

① 流行病学调查：流行特征，如三间分布（人群分布、时间分布、地区分布）、临床表现［如临床症状、体征（一般、特殊）、临床上的分型及其特点等］。

② 卫生学调查：对疫源地环境的卫生状况进行调查，主要是针对一些消化道传染病。

③ 实验室检测：涵盖了病原学、血清学和其他实验室检查，这些检查涉及各种样本的收集和分析。常见的样本包括患者样本（如血液、排泄物、分泌物等）、动物样本以及环境样本（如水和土壤等）。

④ 其他：调查免疫相关疾病时应注意记录发病人群的免疫水平。

（5）事件发生的主要原因分析　根据调查结果，综合分析此次事件发生的原因（自然因素和社会因素），并对此次事件的原因进行定性分析。然而，并不是每份调查报告都能找出原因，这需要有足够的证据支持。首先综合临床资料和流行病学特征提出可能的病因假设，然后根据流行病学（病例对照研究、队列研究）资料分析和剂量-反应关系对病因假设进行合理验证。最后，在实践中观察控制效果。

（6）所采取的防控措施及效果　简述事件的调查和控制情况，已实施了哪些防控措施（包括对患者的救治、预防和控制措施），并对实施后的效果进行评价。

（7）存在问题及今后工作建议　对调查期间发现的问题进行描述和分析，总结此次事件所采取措施的经验，针对本次事件暴发的原因以及防控工作中存在的问题和困难提出改进建议。

（8）调查小结　对于某些总结性流行病学调查报告，整个报告可能较长且字数较多。一般情况下，会在报告后添加调查总结，解释主要发现和结论，以供读者阅读。

2. 个案报道撰写格式

个案报道通常以叙述为主，主要内容包括病例概要和病例讨论两部分。其具体的结构如下。

（1）题目　个案报道的题目需要紧扣报道的内容，且应尽量包含报道所涉及的关键词。

（2）摘要与关键词　这一部分在个案报道中其实并不多见，但依然有不少期刊对个案报道也设有摘要和关键词，如 *The Journal Bone and Joint Injury* 等。

（3）前言　个案报道的前言主要包括：①撰写个案报道的原因及其临床意义；②国内外相关文献的检索和综述；③本报道提出的主要教训、结论或线索。这三个方面在大多数个案报道的前言中只是"指出"，只有少数特殊病例需要详细说明。

（4）病例介绍　病例介绍应明确说明病程，患者的发病、发展、预后及随访结果等必要的细节。由于篇幅极短，必须用非常精练的语言清楚地描述病例特点，严禁复制冗长的原始病历。应该避免各种非客观性、可疑或推测性的陈述。此外，对于在实验室检查中因人为因素导致的或技术操作直接导致的症状或疾病，应详细描述操作的步骤和过程，并提供必要的影像资料，甚至说明治疗方案和步骤。病例介绍的主要目的是向医疗专业人员和学习者提供有关疾病或病患的详细信息，以促进诊断、治疗和医学教育。

（5）讨论　在讨论中，应提出有利的证据针对性地解释个案报道的罕见性或特殊性，并结合文献内容加以讨论。不同目的的病例介绍的讨论重点也会有所不同：若目的是报告新发疾病、不明疾病、罕见疾病等，重点应放在探讨该病的诊断依据、鉴别诊断和确认上，并突出该病例的新特点和新发现；若目的是说明治疗中的问题，讨论重点应集中在讨论治疗经验和教训上，以便加深对治疗过程中所遇问题的理解；若目的是解释某一疾病的误诊，着重的议题应是分析和讨论误诊的原因。对于相反的证据或事实，也要注意给予充分的介绍和说明。

》》第三节　医学文献综述

一、医学文献综述分类

从文献收集的数量、提炼和加工程度、组织写作形式、学术水准等方面来看，可将综述归纳为三大类。

（一）归纳性综述

归纳性综述是一种对特定领域内已有研究和文献进行系统性整理和综合总结的方法。它的主要目的是归纳和总结已有文献中的研究结果、关键发现和主要观点，以提供一个全面且有组织的概述，强调对现有证据的综合解读和合理推论，却很少展现作者自身观点和看法。

（二）普通性综述

普通性综述是研究人员对已有文献的主观评述和总结，通过自己的专业知识和经验来解读和解释研究结果。普通性综述可以更自由地整合和讨论不同研究之间的联系和差异，但由于受到了个人偏好、主观判断和可信度的限制，读者需要自行评估和验证综述中的观点和结论。

（三）评论性综述

评论性综述旨在对已有研究的质量和可靠性进行评估，并加入作者的观点和解读，以提供对研究领域有价值的分析和意见。通过对研究方法、数据质量和研究设计等方面的分析，对已有文献进行批判性评价。它关注研究的科学方法和可靠性，并指出研究的局限性和潜在偏差。

案例 5-7：评论性综述示例。

以李兰等的综述《青少年药物滥用现状及影响因素分析》（中国学校卫生，2017）为例。

该综述发现，近年来药物滥用的多元化和年轻化趋势愈加明显，青少年药物滥用已成为当今世界严重的公共卫生问题之一。青少年时期是成长的关键时期，青少年的生理和心理均正处于发育阶段，容易被各种因素影响。而青少年的药物滥用行为会导致严重的身体损害和抑郁、自杀意图与尝试等心理问题，甚至会产生各种违法犯罪行为，造成巨大的社会问题。因此，了解青少年药物滥用现况及其影响因素，可为政府部门制定相应预防政策提供科学的依据。文章综述了青少年药物滥用现状，并对其影响因素进行分析，最后作者对青少年药物滥用这一问题提出预防建议。

二、医学文献综述的结构

医学文献综述一般由题目、前言、正文、总结、参考文献五部分组成。

（一）题目

与其他类型文章题目一样，医学文献综述的题目力求简洁、醒目和突出。避免题文不符、冗长、复杂或过于笼统。文章题目往往在写作之前即可确定，常用"……进展"、"……发展趋势"等命题。

（二）前言

前言是用一段文字简要解释写作目的、研究范围和相关概念的含义，简要介绍相关问题的现状或争论的焦点，为引出论文主体奠定基础。使读者对内容有一个初步的认识，并引导读者进一步阅读全文。

（三）正文

正文部分是综述的核心，包含了所有的论据和论证内容。通过纵向（历史发展、现状分析和趋势预测）和横向（不同国家、派别、观点、方法等）比较，明确相关问题或技术的发展趋势，重点阐述一些突破性研究成果的特点和发展方向，客观评价新成果的优劣。常用的写作方法有四种。

1. 循序法

按照时间的先后顺序或者问题发生的顺序进行综述，可以帮助读者更好地理解研究领域、相关问题等的发展过程，判断未来发展趋势以及研究热点等。

2. 分述法

通过将综述内容分成不同的主题或部分来呈现，可以帮助读者更好地理解研究领域的不同方面，并从整体上把握综述的重要信息。

3. 论证法

在撰写时采用比较分析的方法，以展示不同作者对同一问题的观点差异，并突出作者观点的侧重性及相关理由。

4. 逻辑推理法

逻辑推理法，即根据客观规律，从一个或几个方面判断推出另一个新结论的写作方法。

（四）总结

总结即概括正文的主要内容，主要简述该学科领域当前国内外的主要研究成果、发展动向、应用价值、现实意义、存在的问题以及未来的发展趋势，最好能提出作者自己的见解和看法。总结有助于发挥综述在科学研究中的指导作用。

（五）参考文献

参考文献是综述的重要组成部分。引用参考文献的目的：一是避免抄袭和知识盗用，尊重其他学者的工作和成果，同时保持自己的独立思考和创新；二是提供可靠科学依据，增加论文的可信度和说服力；三是明确指出知识的来源，为读者进一步阅读和研究提供方向。

>> 第四节　开题报告

一、概述

开题报告是指在研究项目或学术论文开始前撰写的一份报告，用于介绍研究内容、目的、方法和预期成果等。开题者向有关专家、学者和科技人员介绍其所选课题的概况（即开题报告的内容），然后由他们对科研课题进行评议，为科研人员提供了向相关专家和管理部门展示选题潜力和可行性的机会。开题报告的选题可以来源于个人兴趣或专业经验，也可以来自文献综述，或来自实践。

二、开题报告的结构

开题报告主要包括四部分内容。

（一）立题依据

立题依据包括研究意义、国内外同类研究工作的研究现状及存在的问题、主要参考文献。

1. 课题的研究意义

课题的研究意义通常可以从以下几个方面进行理解和思考：①学术意义；②理论价值；③实践价值；④知识发展所需。作为一项科学研究，其意义在于填补知识的空白或探索新知识、发现某些现象的原因、描述某些现象、解决实际问题或验证假设。

2. 国内外研究现状及存在问题

阐述国内外同类研究工作的现状及存在问题，实际上等同于文献综述，即对国内外同类研究的研究论文进行全面的描述和比较分析。注意须在仔细阅读每一份相关文献的基础上提炼内容，避免不加处理的简单堆砌和罗列。

（二）研究目标及研究内容

1. 研究目标

首先是设定预期的研究目标以及预期的研究结果。所有的研究都是从问题开始的，开题报告也必须从问题开始。事实上，提出问题往往比解决问题更困难，因为解决问题可能只需要实验技能、统计分析能力，以及时间和实践的积累；而提出新问题不仅需要上述技术技能，还需要创造性的想象力去发现新的可能性或从新的角度看待老问题。

2. 研究内容

研究内容是指在选定的研究课题下，所进行的具体研究工作和探索的方向。研究内容的具体形式和范围会受到研究领域、研究目的和研究方法等因素的影响。确定研究的范围和边界，明确研究的对象、时间和空间范围尤其重要。研究范围的确定，将有助于研究者集中精力，避免过于宽泛或过于狭窄的研究范围，过宽会导致研究重点分散，过窄则无法充分论证研究目标的真实性。与此同时，在研究内容的确定中，还应不断进行实践和反思，根据研究的进展和发现，不断调整和优化研究内容，确保研究工作能够有效地推进和取得有意义的成果。

（三）研究方法、步骤及技术路线

1. 研究方法

研究方法，即收集数据的方案和对数据的测量分析。研究方法应根据"研究问题"来选择，并应该能直接回答问题。注意将"研究问题"和研究方法联系起来，即在研究方法、数据和假设相互作用基础上进行一系列逻辑推理，从而得出科学的结论。

2. 研究步骤

设计合理的研究步骤，不仅是为了规划开题以后的研究，也有利于分析研究的可行性。通过将课题研究分为各个具体的研究步骤，帮助研究者梳理所研究课题的研究现状，以及优化实施方案。

3. 技术路线

开题报告中的技术路线也是一项十分重要的内容，它是指在研究过程中采用的具体技术和方法，以及这些技术和方法的顺序和组合。技术路线的选择对于研究的有效进行和结果的达成非常重要。好的技术路线要具有可行性、可靠性和可重复性。因此，研究人员应及时了解所关注领域的新技术和方法的更新，不断优化和改进技术路线，提高研究工作的质量和效果。

（四）研究的创新点

最后要提出本课题研究的创新之处，要具体、恰当地写出课题研究创新的要点，不要过于抽象，要描述自己的研究思路与现有的国内外研究有何不同之处，相比之下，是否存在突破，是否更优。

思考题：

1. 基础医学论文的摘要撰写有哪些注意事项？
2. 与预防医学论文相比，临床医学论文有何不同特点？
3. 一般可将医学文献综述归纳为哪几大类？
4. 开题报告主要包括哪些内容？

（汪　鑫　钟志兵　张　频　朱　祥）

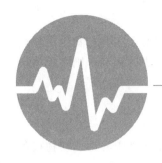

第六章
医学科研论文的伦理问题

近年来，医学科学领域高速发展，许多新技术新方法应运而生，并大量应用于临床诊断、治疗、康复等领域，有力地推动了医学的发展；但同时，也可能带来伦理风险，如试管婴儿、人工授精等辅助生殖治疗技术，就面临了人类生命起源、选择性胚胎筛选、多胎妊娠、生殖权利和公平性等一系列伦理问题。因此，科研人员在制订医学研究计划时应充分考虑道德、法律和伦理的要求和规范。

》第一节　实验动物伦理

每年的 4 月 24 日是世界实验动物日，旨在纪念为人类献身的实验动物，倡导科学、人道地开展动物实验。实验动物伦理（laboratory animal ethics）是指人类对待实验动物和开展动物实验需要遵循的社会道德标准和原则理论。

一、实验动物伦理相关概念

（一）动物实验和实验动物

1. 动物实验

动物实验（animal experiment）是指对实验动物进行的科学研究，以获得有关生物学、医学等方面的新知识。动物实验必须由经过培训的、具备研究经验及专业技术能力的人员实施，或在其指导下开展。

动物实验主要有两大目的，一是获取医学和生物学等方面的新知识，二是进行科学研究。

2. 实验动物

实验动物（laboratory animal）是指用于科学研究、教学、生产、鉴定以及其他科学实验的动物，可分为无脊椎动物和脊椎动物两大类。无脊椎动物包括蚯蚓、甲虫、水母等。脊椎动物中哺乳类动物使用最为广泛，如鼠、兔、猪等。除哺乳动物外，常用的低等脊椎动物有鱼类，如斑马鱼等；高级脊椎动物有灵长类，如猿猴等。

（二）实验动物福利

实验动物福利（laboratory animal welfare）是指人类保障实验动物健康和快乐生存权利的理念及其提供的相应外部条件的总和。动物福利由康乐（well-being）和福利（welfare）两方面组成。前者是指动物愉悦、健康的生活状态；后者是指人类为动物保持康乐所使用的措施和方法。

实验动物福利是人们给予动物康乐生活的权利，具体体现在人们对于实验动物生活环境的福利，如光照、温度、湿度、垫料、饲料、密度等；对于运输过程中的福利，则主要体现在运输的包装箱、动物的体检、防止颠簸晕车/船/飞机等。

二、与实验动物伦理相关的三大观点

在科技伦理学界，关于实验动物伦理研究存在三种观点，分别是人类中心论、动物权利论和动物福利论。

（一）人类中心论

人类中心论者认为动物和人类是两种不同的物质存在，动物不能和人类拥有相同的权利。即使我们把平等权利赋予动物，动物也无从感知。人也不可能真正知道动物的真实想法。在人类中心论者看来，动物实验为人类带来的益处远远超过对实验动物本身带来的伤害，且实验动物所经受的苦难与人类的类似经历相比无足轻重。更有甚者认为非人类动物的任何思想经历都是无关紧要的。目前学界支持人类中心论的论据主要有以下两个方面：

第一，教学需要。不同领域的教学都离不开动物实验，如医学院和生物院系的解剖课程教学、畜牧学的日常教学以及一些日常的科普教学等，都需要利用动物实验进行实际操作。

第二，对人类有益。人类的吃穿住行与动物息息相关，停止动物实验，将阻碍人类的进步。以 H7N9 为例，各国都投入了大量的资金进行动物实验，研制出的药品成功阻止了H7N9 暴发对人类健康水平的损害以及对禽类养殖和相关产业的冲击。

（二）动物权利论

1892 年，英国社会改革家亨利·萨尔特在《动物的权利：与社会进步的关系》一书中最早提出"动物权利"的概念，即动物因其自身独特的个性而享有道德权利和生命自由。动物权利论者比较激进，他们反对人类利用动物的行为。他们认为，人类应当以人道主义的方式平等地对待人类自己和动物，停止和取缔一切利用动物的行为，如变动物为食物、变动物为表演者、变动物为工具等。动物权利论的主要代表人物有彼得·辛格（Peter Singer）、汤姆·里根（Tom Regan）和 G. L. 弗兰西恩（Gary L. Francione）。

1. Peter Singer 的观点

Peter Singer 在《动物解放》一书中指出，必须要实现动物解放，一切具有痛苦感知能力的生命都应得到"平等的道德考虑"，特别是免遭痛苦这一基本生命权利。权利主体的范围限定为农场动物、鸟类、哺乳动物以及海洋生物。

2. Tom Regan 的观点

Tom Regan 认为动物具有内在价值，因为它们也是生命主体，因此人类应该遵循"平等主义"，平等地尊重每一个个体的权利；遵循"废除主义"，坚持素食、禁猎、坚持农场养殖、终止无谓的动物实验。权利主体的范围限定为某些高等哺乳动物和鸟类。

3. Gary L. Francione 的观点

Gary L. Francione 在《动物权利导论》一书中指出，人与动物之间平等原则生效的前提是动物在法律层面上不再是人的附属品。"动物不被当作财产对待"是动物最基本的权利。权利主体包括一切受人剥削的动物。

以上动物权利论者一致认为，动物有权利自由自在地生活，远离人类带来的伤害和剥削。支持动物权利论者的论据主要有：①动物和人类享有平等的权利。主张扩大权利主体的范围，使动物也成为受益者。这里的"平等"并不是绝对意义上的平等，而是要把二者的利益看得一样重要。②动物是生态平衡中的重要因素，保护动物就是在保护人类自己。③动物实验的结果并不都有益于人类，因为动物和人类在内部结构和体型特征方面均存在较大差异。④人类不应该将自己应承担的风险转嫁于动物；患者可以对新药说"不"，而动物却没有拒绝的"能力"。

（三）动物福利论

动物福利泛指动物应该享有不被虐待和适当生活标准的福利。动物福利论者是动物保护运动的另一个基本派别。

国际广泛承认的动物福利观念，并不是一味地保护动物，禁止一切利用动物的行为，而是强调合理、人道地利用动物，尽量保证那些为人类做出贡献和牺牲的动物享有最基本的权利，获得人道处置。这些基本权利包括：①处于身体健康、生活舒适、营养充足的生活状态；②能够时刻表达自由天性而不受约束，不必承受不恰当的饲养带来的精神压力；③能够获得良好的照料，接受疾病预防与治疗。

英国剑桥大学动物福利学教授布鲁姆（Donald M. Broom）有关动物福利的观点为：①动物福利是动物与生俱来的特质，而不是被人类赐予的，即福利必须指每个动物个体本身的特征，而不是人们给予的外界的东西；②福利有非常差和非常好的差别；③动物福利是一个科学概念；④处理与环境之间关系的失败和困难可以反映出福利状况究竟有多差；⑤给某个动物带来良好福利的重要条件之一，在于了解该动物的喜好，同时还需要对动物的状况进行直接的衡量。

值得一提的是，一方面，动物福利论不同于人类中心论，人类中心论认为动物无福利可言，对动物进行福利投入有碍于经济的发展；另一方面，动物福利论也不同于动物权利论，动物权利论强调的是人和动物的完全平等，禁止人类的一切利用、使用动物的行为。动物福利论则是从人的角度出发，是人类通过动物保护使动物获得安康。换言之，动物福利论是介于人类中心论和动物权利论之间的"折中"观点，认为友善对待动物不等于绝对平等，期待人类给予动物更多保护。

三、实验动物应用的基本原则

（一） 3R 原则

3R 原则是指在实验动物中采用替代（Replacement）、减少（Reduction）、优化（Refinement）原则来解决实验动物的伦理问题。

替代原则是指在动物实验中使用低等生物或细胞、组织、器官来替代高等生物，甚至不使用动物来做实验从而达到相同目的的原则。例如，如果可以通过计算机构建程序和模型解决问题，就不要使用活体动物；能使用低等实验动物（鼠、兔等），就不使用高级灵长类动物做实验。

减少原则是指在动物实验中用尽可能少的实验动物获得更多准确的实验数据，或用相同量的实验动物获取更多的实验数据，与此同时要充分考虑到实验设计的统计学满意程度、伦理学及节约之间的关系。

优化原则是指尽量减少对实验动物采取的非人道措施，减少动物的精神紧张和痛苦。如动物操作人员应接受相关培训，熟悉实验操作，从而最大程度减轻动物的痛苦。

3R 原则在动物实验流程中的体现如图 6-1 所示。

（1）实验准备阶段　主要遵循替代原则和减少原则。实验准备中注重实验计划、岗前培训、麻醉准备以及伦理审查的质量，尤其是要做好预实验的工作；且在实验前期条件准备和预实验中，尽量使用无脊椎动物替代高等生物，甚至使用高分子材料来代替动物。

（2）实验过程和实验结束　主要遵循优化原则。例如，在对大鼠进行尾部静脉注射麻醉药物时，严格把控推送时间，不得为了节约时间而加速推送，加剧大鼠生理疼痛，除此之外，注射时还要通过轻抚大鼠背部使其保持镇定，缓解其紧张心理。

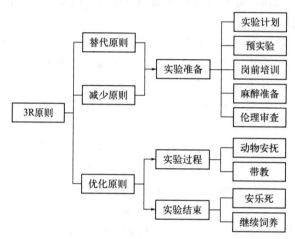

图 6-1　3R 原则在动物实验流程中的体现

（二）　5F 原则

英国农场动物福利委员会（FAWC）于 1992 年提出了动物"五项自由"的福利标准，后成为国际通行的动物福利的五项自由（Five Freedoms，5F）原则。

1. 免于饥渴的自由

免于饥渴的自由（Freedom from hunger and thirst）：保证提供动物保持良好健康和精力所需要的食物和饮水。如为动物提供充足的且达到城市生活用水标准的清洁饮水，以及无菌、适口性高、符合动物生理习性的食物，以满足其代谢需求，保证动物的健康与活力，使之不受饥渴之苦。避免因"限制饮食"而可能给实验动物带来的身体和心理上的压力。例如，啮齿类动物在饲养中每日提供充足的饲料，满足其自由采食的需求。

2. 免于不适的自由

免于不适的自由（Freedom from discomfort）：为动物提供适当的房舍或栖息场所，关注温度、日温差、相对湿度、采光等饲养环境。保证动物的休息和睡眠，使其不受困顿之苦。

3. 免于痛苦、伤害和疾病的自由

免于痛苦、伤害和疾病的自由（Freedom from pain，injury and disease）：日常管理中注意规范人、物以及动物的流向，保证各个环节的卫生状况。做好动物的防疫工作，定期进

行健康检查，对患病动物采取及时、恰当的诊治措施，使动物不受疼痛和伤病之苦。

4. 表达天性的自由

表达天性的自由（Freedom to express normal behavior）：饲养方式要考虑动物的生活习性，为动物提供足够的空间、适当的设施，使动物能够自由表达天性。多数实验动物如小白鼠为群居动物，可以合笼饲养，并提供合适的玩具，给予动物充分表达天性的环境。

5. 免于恐惧和焦虑的自由

免于恐惧和焦虑的自由（Freedom from fear and distress）：根据动物的种类、疼痛的性质和程度、手术操作的时限长度来选择最适宜的麻醉剂和麻醉用量，让它们尽可能在无痛苦的情况下接受实验。实验外善待动物，使动物免受精神紧张和焦虑。

四、保证实验动物福利的相关措施

（一）严格岗前培训

岗前培训作为理论知识与实验室实践操作之间的桥梁很容易被实验者忽略，严格岗前培训有利于科研人员更好地遵守实验动物的伦理原则。培训者必须详细介绍实验室的规章制度和动物伦理问题。确保实验者在进入实验室后严格遵守实验室规章制度及实验动物的伦理原则，不得做出随意喂食实验动物等影响科学实验数据和最终结果的行为。

（二）预实验措施

预实验措施是指在正式实验之前，利用小批量的动物，或者使用低等生物替代原实验需用到的高等动物进行测试。预实验措施往往能够提高动物的利用率。如若在预实验中发现实验结果与理论不符，则说明理论出现了偏差，便可以暂停实验，避免造成不必要的动物死亡。

（三）伦理审查的落实

在进行动物实验之前，必须将实验计划书提交给伦理委员会，由伦理委员会对实验计划中就动物的选择、动物的数量、该科研项目是否有必要做动物实验等进行全方位的伦理审查。获得批准以后，方可进行动物实验，否则属于违规操作。

（四）动物安乐死

安乐死是近年来在伦理学界较为敏感的话题。实验动物安乐死指的是在动物实验结束后，实验者采用科学人道的方法使动物平静快速地死去。尤其是当实验动物将受到长期疾病折磨的痛苦时，可通过安乐死最大限度减少或消除动物的生理痛苦和心理恐惧。一些严重违背伦理原则的动物处置方法将被禁止，如颈部脱臼、电击、放血等。目前主流的安乐死方法为二氧化碳窒息法和过度麻醉法：前者适用于大批量动物，该方法更为简洁且节约经费；后者则更适用于小批量动物。

五、实验动物的伦理审查

（一）实验动物伦理审查相关法规

1988 年实验动物管理的行政法规《实验动物管理条例》正式颁布，该法规严禁戏弄或虐待动物，标志着我国实验动物工作开始进入规范化和法制化的管理轨道，有力推动了实验动物福利伦理工作的起步与发展。2004 年修订的地方性法规《北京市实验动物管理条例》规定，从事实验动物工作的单位和个人应维护动物福利，对动物实验进行伦理审查，实验设计应遵循 3R 原则等。该法规对我国实验动物福利伦理法规的建设起到了示范作用。2006 年 9 月 30 日，科学技术部发布了我国首个针对实验动物福利的比较全面系统的法规——《关于善待实验动物的指导性意见》，其核心是避免动物受到不必要的伤害，为动物提供舒适的生活环境。该法规是我国在动物福利立法方面迈出的可喜一步，填补了我国在实验动物福利法上的空白。2018 年，我国第一部实验动物福利伦理国家标准《实验动物　福利伦理审查指南》（GB/T 35892—2018）正式颁布，该标准也是目前实验动物福利伦理审查工作实施的主要指导性文件。

（二）实验动物福利的伦理审查

伦理审查（ethical review）是指按照实验动物福利伦理的原则和标准，对实验动物的必要性、合理性和规范性进行的专门检查和审定。实验动物福利伦理审查由独立开展审查工作的专门组织（审查机构）进行。审查机构可使用"实验动物福利伦理委员会"、"实验动物管理和使用委员会"（Institutional Animal Care and Use Committee，IACUC）等不同称谓，履行其审查职能。

根据国家标准《实验动物　福利伦理审查指南》（GB/T 35892—2018），伦理审查原则包括必要性原则、保护原则、福利原则、伦理原则、利益平衡性原则、公正性原则、合法性原则和符合国情原则。

1. 必要性原则

实验动物的饲养、使用和任何伤害性的实验项目应有充分的科学意义和必须实施的理由为前提。禁止无意义滥养、滥用、滥杀实验动物。禁止无意义的重复性实验。

2. 保护原则

对确有必要进行的项目，应遵守 3R 原则，对实验动物给予人道的保护。在不影响项目实验结果的科学性的情况下，尽可能采取替代方法，减少不必要的动物数量，降低动物伤害使用频率和危害程度。

3. 福利原则

尽可能保证善待实验动物。实验动物生存期间包括运输中尽可能多地享有动物的五项福利自由，保障实验动物的生活自然及健康和快乐。各类实验动物管理和处置，要符合该类实验动物规范的操作技术规程。防止或减少动物不必要的应激、痛苦和伤害，采取痛苦最少的方法处置动物。

4. 伦理原则

尊重动物生命和权益，遵守人类社会公德，制止针对动物的野蛮或不人道的行为；实验动物项目的目的、实验方法、处置手段应符合人类公认的道德伦理价值观和国际惯例。实验动物项目应保证从业人员和公共环境的安全。

5. 利益平衡性原则

以当代社会公认的道德伦理价值观，兼顾动物和人类利益，在全面、客观地评估动物所受的伤害和人类由此可能获取的利益基础上，负责任地出具实验动物项目福利伦理审查结论。

6. 公正性原则

审查和监管工作应保持独立、公正、公平、科学、民主、透明、不泄密，不受政治、商业和自身利益的影响。

7. 合法性原则

项目目标、动物来源、设施环境、人员资质、操作方法等各个方面不应存在任何违法违规或违反相关标准的情形。

8. 符合国情原则

福利伦理审查应遵循国际公认的准则和我国传统的公序良俗，符合我国国情，反对各类激进的理念和极端的做法。

》 第二节　涉及人的生命科学和医学研究伦理

随着生物医学技术的快速发展，涉及人的临床科研项目越来越多，其中的伦理、法律和社会问题也日益凸显。科学技术的应用是把双刃剑，为了保证医学科研真正地为人类健康服务，必须要有伦理审查来"保驾护航"。生物医学研究伦理审查（ethical review of biomedical research）的概念始于《纽伦堡法典》，此后，世界医学大会多次修订的《赫尔辛基宣言》成为世界各国共同遵守的涉及人体生物医学试验的伦理准则。2000 年，世界卫生组织（WHO）颁布了《生物医学研究审查伦理委员会操作指南》，指导世界各国医学伦理委员会的工作和医学科研伦理审查。2002 年，国际医学科学组织理事会（CIOMS）与世界卫生组织合作完成《涉及人的生物医学研究的国际伦理准则》，明确了医学科研伦理审查的规范和章程。

我国的生物医学研究伦理审查工作起步较晚，但发展迅速。2007 年卫生部颁布《涉及人的生物医学研究伦理审查办法（试行）》，2010 年国家食品药品监督管理局发布《药物临床试验伦理审查工作指导原则》，2016 年国家卫生和计划生育委员会出台《涉及人的生物医学研究伦理审查办法》，我国的生物医学研究伦理审查工作进一步与国际接轨，并在 2019 年纳入国家卫生健康委员会部门规章立法计划，对该法规做进一步修改。2019 年新修订的《中华人民共和国药品管理法》中，首次将伦理审查写入法律。2020 年，国家药品监督管理局与国家卫生健康委员会共同发布新版《药物临床试验质量管理规范》，将伦理委员会作为单独章节，特别强调伦理委员会的职责，同时也对伦理审查提出更高的要求。2023 年 2 月，国家卫生健康委、教育部、科技部、国家中医药局联合发布《涉及人的生命科学和医学研究伦理审查办法》，对涉及人的伦理审查办法进行了明确规定。

一、涉及人的生命科学和医学研究伦理审查办法

我国现行的法规——《涉及人的生命科学和医学研究伦理审查办法》（国卫科教发〔2023〕4 号，以下简称《办法》）已于 2023 年 2 月 18 日起发布并实施。《办法》共包括六章五十四条，对涉及人的生命科学和医学研究伦理审查的内容、流程及要求都做了相关规定。其中，第一章总则、第三章伦理审查、第四章知情同意均与医学科研论文的伦理审查息息相关。第一章对涉及人的生命科学和医学研究内容进行了概述；第三章对伦理审查原则、伦理审查相

关内容进行了说明；第四章对涉及人的生命科学和医学研究的知情同意获取相关要求进行了阐述（以下内容摘自《办法》）。

第一章　总则

第三条　本办法所称涉及人的生命科学和医学研究是指以人为受试者或者使用人（统称研究参与者）的生物样本、信息数据（包括健康记录、行为等）开展的以下研究活动：

（一）采用物理学、化学、生物学、中医药学等方法对人的生殖、生长、发育、衰老等进行研究的活动；

（二）采用物理学、化学、生物学、中医药学、心理学等方法对人的生理、心理行为、病理现象、疾病病因和发病机制，以及疾病的预防、诊断、治疗和康复等进行研究的活动；

（三）采用新技术或者新产品在人体上进行试验研究的活动；

（四）采用流行病学、社会学、心理学等方法收集、记录、使用、报告或者储存有关人的涉及生命科学和医学问题的生物样本、信息数据（包括健康记录、行为等）等科学研究资料的活动。

第三章　伦理审查

第十五条　伦理审查一般采取伦理审查委员会会议审查的方式。

第十七条　涉及人的生命科学和医学研究应当具有科学价值和社会价值，不得违反国家相关法律法规，遵循国际公认的伦理准则，不得损害公共利益，并符合以下基本要求：

（一）控制风险。研究的科学和社会利益不得超越对研究参与者人身安全与健康权益的考虑。研究风险受益比应当合理，使研究参与者可能受到的风险最小化；

（二）知情同意。尊重和保障研究参与者或者研究参与者监护人的知情权和参加研究的自主决定权，严格履行知情同意程序，不允许使用欺骗、利诱、胁迫等手段使研究参与者或者研究参与者监护人同意参加研究，允许研究参与者或者研究参与者监护人在任何阶段无条件退出研究；

（三）公平公正。应当公平、合理地选择研究参与者，入选与排除标准具有明确的科学依据，公平合理分配研究受益、风险和负担；

（四）免费和补偿、赔偿。对研究参与者参加研究不得收取任何研究相关的费用，对于研究参与者在研究过程中因参与研究支出的合理费用应当给予适当补偿。研究参与者受到研究相关损害时，应当得到及时、免费的治疗，并依据法律法规及双方约定得到补偿或者赔偿；

（五）保护隐私权及个人信息。切实保护研究参与者的隐私权，如实将研究参与者个人信息的收集、储存、使用及保密措施情况告知研究参与者并得到许可，未经研究参与者授权不得将研究参与者个人信息向第三方透露；

（六）特殊保护。对涉及儿童、孕产妇、老年人、智力障碍者、精神障碍者等特定群体的研究参与者，应当予以特别保护；对涉及受精卵、胚胎、胎儿或者可能受辅助生殖技术影响的，应当予以特别关注。

第十八条　涉及人的生命科学和医学研究的研究者在申请初始伦理审查时应当向伦理审查委员会提交下列材料：

（一）研究材料诚信承诺书；

（二）伦理审查申请表；

（三）研究人员信息、研究所涉及的相关机构的合法资质证明以及研究经费来源说明；

（四）研究方案、相关资料，包括文献综述、临床前研究和动物实验数据等资料；

（五）知情同意书；

（六）生物样本、信息数据的来源证明；

（七）科学性论证意见；

（八）利益冲突申明；

（九）招募广告及其发布形式；

（十）研究成果的发布形式说明；

（十一）伦理审查委员会认为需要提交的其他相关材料。

第二十九条 学术期刊在刊发涉及人的生命科学和医学研究成果时，应当确认该研究经过伦理审查委员会的批准。研究者应当提供相关证明。

第三十二条 使用人的信息数据或者生物样本开展以下情形的涉及人的生命科学和医学研究，不对人体造成伤害、不涉及敏感个人信息或者商业利益的，可以免除伦理审查，以减少科研人员不必要的负担，促进涉及人的生命科学和医学研究开展。

（一）利用合法获得的公开数据，或者通过观察且不干扰公共行为产生的数据进行研究的；

（二）使用匿名化的信息数据开展研究的；

（三）使用已有的人的生物样本开展研究，所使用的生物样本来源符合相关法规和伦理原则，研究相关内容和目的在规范的知情同意范围内，且不涉及使用人的生殖细胞、胚胎和生殖性克隆、嵌合、可遗传的基因操作等活动的；

（四）使用生物样本库来源的人源细胞株或者细胞系等开展研究，研究相关内容和目的在提供方授权范围内，且不涉及人胚胎和生殖性克隆、嵌合、可遗传的基因操作等活动的。

第四章 知情同意

第三十三条 研究者开展研究前，应当获得研究参与者自愿签署的知情同意书。研究参与者不具备书面方式表示同意的能力时，研究者应当获得其口头知情同意，并有录音录像等过程记录和证明材料。

第三十四条 研究参与者为无民事行为能力人或者限制民事行为能力人的，应当获得其监护人的书面知情同意。获得监护人同意的同时，研究者还应该在研究参与者可理解的范围内告知相关信息，并征得其同意。

第三十五条 知情同意书应当包含充分、完整、准确的信息，并以研究参与者能够理解的语言文字、视频图像等进行表述。

第三十六条 知情同意书应当包括以下内容：

（一）研究目的、基本研究内容、流程、方法及研究时限；

（二）研究者基本信息及研究机构资质；

（三）研究可能给研究参与者、相关人员和社会带来的益处，以及可能给研究参与者带来的不适和风险；

（四）对研究参与者的保护措施；

（五）研究数据和研究参与者个人资料的使用范围和方式，是否进行共享和二次利用，以及保密范围和措施；

（六）研究参与者的权利，包括自愿参加和随时退出、知情、同意或者不同意、保密、补偿、受损害时获得免费治疗和补偿或者赔偿、新信息的获取、新版本知情同意书的再次签署、获得知情同意书等；

（七）研究参与者在参与研究前、研究后和研究过程中的注意事项；

（八）研究者联系人和联系方式、伦理审查委员会联系人和联系方式、发生问题时的联系人和联系方式；

（九）研究的时间和研究参与者的人数；

（十）研究结果是否会反馈研究参与者；

（十一）告知研究参与者可能的替代治疗及其主要的受益和风险；

（十二）涉及人的生物样本采集的，还应当包括生物样本的种类、数量、用途、保藏、利用（包括是否直接用于产品开发、共享和二次利用）、隐私保护、对外提供、销毁处理等相关内容。

第三十七条　在知情同意获取过程中，研究者应当按照知情同意书内容向研究的参与者逐项说明。

研究者应当给予研究参与者充分的时间理解知情同意书的内容，由研究参与者作出是否同意参加研究的决定并签署知情同意书。

在心理学研究中，因知情同意可能影响研究参与者对问题的回答，而影响研究结果准确性的，在确保研究参与者不受伤害的前提下经伦理审查委员会审查批准，研究者可以在研究完成后充分告知研究参与者并征得其同意，否则不得纳入研究数据。

第三十八条　研究过程中发生下列情形时，研究者应当再次获取研究参与者的知情同意：

（一）与研究参与者相关的研究内容发生实质性变化的；

（二）与研究相关的风险实质性提高或者增加的；

（三）研究参与者民事行为能力等级提高的。

二、涉及人的生命科学和医学研究伦理原则

目前涉及人的生命科学和医学研究伦理指导原则主要来自《赫尔辛基宣言》。2013 年 10 月，在巴西福塔雷萨召开的第 64 届世界医学会（World Medical Association，WMA）联合大会上，通过了《赫尔辛基宣言》（Declaration of Helsinki）修正案，这是目前为止该宣言的最新版本。其中有关人体医学研究的伦理指导原则（Ethical Principles for Medical Research Involving Human Subjects）已获得世界上大多数国家的普遍承认。

（一）保护受试者权益原则

《赫尔辛基宣言》（以下简称《宣言》）第 7 条指出："医学研究应符合的伦理标准是，促进并确保对所有人类受试者的尊重，并保护他们的健康和权利。"因此，在临床研究中，医学研究人员需要在综合考虑病理、生理、心理及社会因素的前提下谨慎地选择受试对象。在进行试验前要评估可能给受试者带来的负担和好处，以便后续提出有医学指征的选择和最佳研究方案。在临床研究过程中要时刻关注受试者的健康状况，在出现异常情况时及时采取治疗措施，保证受试者的生命健康。

（二）预先审核原则

《宣言》第 23 条指出："研究开始前，研究方案必须提交给相关研究伦理委员会进行考量、评估、指导和批准。该委员会必须透明运作，必须独立于研究者、申办方及其他任何不当影响之外，并且必须有正式资质。该委员会必须考虑到本国或研究项目开展各国的法律、法规，以及适用的国际规范和标准。"需要特别强调的是，《宣言》为受试者所制定的保护条款决不允许被削减或删除。伦理委员会有权监督研究的开展，且要求研究者必须向伦理委员会提供所监督的信息，特别是关于严重不良事件的信息。未经伦理委员会的审查和批准，不可对研究方案进行修改。研究结束后，研究者还必须向伦理委员会提交结题报告，包括对研究发现和结论的总结。

医学伦理审查一方面体现了医学科研工作者对于生命的敬畏，另一方面也保证了研究成果的真实有效，因此得到了国际医学科研领域的高度重视。凡是涉及人体的医学研究，均需进行伦理审查，其结果决定了立项能否成功受理。一切未经专家委员会或医学伦理委员会和上级主管部门批准的涉及人体的临床医学研究，均不合乎道德。

（三）保密原则

《宣言》第 24 条指出："必须采取一切措施保护受试者的隐私并对个人信息进行保密。"临床医学科研活动中的保密主要指为受试者保守医疗秘密，保证不公开与受试者有关的一切个人资料。例如，在临床研究过程中，对照组和实验组的处理措施应对双方保密，以减少受试者心理和人为因素对研究结果造成的偏差，获得更加真实准确的研究结果。此外，研究者还要为医院或其他卫生机构保密；对研究中可能存在的潜在的问题也要保密，以免引起其他工作者和患者的恐慌和出现不配合现象，影响科研工作的顺利开展。

（四）知情同意原则

《宣言》第 25、26、32 条指出："个人以受试者身份参与医学研究必须是自愿的。尽管与家人或社区负责人进行商议可能是恰当的，但是除非有知情同意能力的个人自由地表达同意，不然他/她不能被招募进入研究项目。""涉及人类受试者的医学研究，每位潜在受试者必须得到足够的信息，包括研究目的、方法、资金来源、任何可能的利益冲突、研究者组织隶属、预期获益和潜在风险、研究可能造成的不适等任何与研究相关的信息。受试者必须被告知其拥有拒绝参加研究的权利，以及在任何时候有收回同意、退出研究而不被报复的权利。特别应注意为受试者个人提供他们所需要的具体信息，以及提供信息的方法。""医生必须完全地告知患者在医疗护理中与研究项目有关的部分。患者拒绝参与研究或中途退出研究的决定，绝不能妨碍患者与医生之间的关系。"这是因为与临床医疗不同的是，临床研究并不是直接解决患者的健康问题，而是检测新的治疗手段、措施或药物是否安全和有效，是否能达到更好的治疗效果。也就是说，受试者并非一定是受益人，甚至需要承担一定程度的风险。因此，在进行临床研究之前，研究者必须为受试者详细介绍本次研究的目的、意义、研究方法、潜在风险、预期结果等信息，确保受试者自愿参与研究并签署知情同意书。

（五）设立对照原则

《宣言》第 33 条指出："一种新干预措施的获益、风险、负担和有效性，必须与已被证明的最佳干预措施进行对照试验后证实"，即设立"标准对照"。同时该条例也指出了以下两种特殊情况可以设立"安慰剂对照"或"空白对照"，一是在缺乏已被证明有效的干预措施情况下，可以对"对照组"使用安慰剂或无治疗处理；二是在有证据或理由证明"新干预措施"预期效果优于"现有的传统干预"（或"现有的干预"效果不佳），且受试者不会因未接受已被证明的"新干预措施"而遭受额外的、严重或不可逆伤害的风险。但选择"安慰剂对照"或"空白对照"必须极其谨慎以避免滥用。

三、涉及人的生命科学和医学研究伦理问题的应对原则

涉及人的生命科学和医学研究在探索疾病机制，改良已有药物、疗法、预防机制以及研发新药物、新疗法等方面发挥了重要作用。但是涉及人的生命科和医学研究中存在诸多的不确定性和意外，不可避免地会在一定程度上损害到受试者的生命健康与健全，因此研究者要严守科学性和伦理性准则，保证研究合乎科学性和伦理性，进而保护受试者权益。

（一）科学性原则

科学研究的科学性是确保研究真实、有效和可控的关键。它要求研究遵循科学原理和逻辑准则，并符合科研领域的相关标准。研究的科学性主要体现在以下几个方面。

1. 研究的合理性

合理性是科学性的首要前提，是开展涉及人的生命科学和医学研究的先决性条件。科研的合理性在于解决现实问题，推动社会进步。合理的研究应该根据研究现象明确研究问题，做出研究假设，在研究设计中采用与研究问题及假设相匹配的研究方法，通过恰当的统计分析得出合乎研究数据规律且能够被理解和认可的研究结论。

2. 研究前的充分准备

在进行涉及人的生命科学和医学研究之前的充分准备包括：确定研究目的，进行文献综述，准备研究设计，进行伦理审查，准备数据收集工具，准备实验设备和信息系统。除此之外，还需要制定风险预案并进行相应的动物实验。研究者要针对研究中潜在的各项风险提出应急措施，制定风险预案，以便在实际研究中及时规避风险，并对受到伤害的受试者开展救助。动物实验的研究数据能够帮助研究者排除严重危害受试者的研究方法，对此，《纽伦堡法典》第 3 条规定："试验应该立足于动物实验取得结果，在对疾病的自然历史和别的问题有所了解的基础上，经过研究，参加试验的结果将证实原来的实验是正确的。缺乏动物实验，受试者将直接暴露在未经验证的技术或药物带来的未知风险中。"通过动物实验，研究者能够取得大量研究数据，如此才能在对受试者进行研究时，有针对性地规避风险，尽可能地降低风险发生的可能性。

3. 技术的完备性

技术的完备一方面意味着研究人员具备适当的实验技能和操作知识，能够准确设计并执行实验过程，另一方面就是技术的成熟。一项不成熟的技术可能会造成不可逆转的严重后果。例如基因编辑技术虽然理论上可用于纠正有缺陷的基因，使得新生儿未来免受重大疾病的困扰，但是最新研究表明，基因编辑技术的作用机制决定了该技术虽然能够高效地靶向目的基因并断裂 DNA 双链，但多数情况下却无法完成纠正缺陷基因并修复 DNA 双链这一任务，这将会导致 DNA 双链的永久断裂，进而给胚胎带来不可逆转的可遗传的新损伤。总之，技术完备对涉及人的生命科学和医学研究的每个环节都至关重要，能够保证研究的准确性、可靠性和创新性。

（二）伦理性原则

1.伦理审查相关注意事项

（1）研究的合法性　涉及人的生命科学和医学研究的开展既要遵循国家地区的相关法律法规，也要符合科学研究领域的相关规定，确保研究活动在法律允许的范围内进行。研究的合法性为研究的可信度和可靠度奠定了基础。

（2）研究机构资质　开展生命科学和医学研究之前需要确定研究者所在的研究机构是否具有开展该项研究的资质，该机构的伦理委员会是否具有伦理审查资质，其目的是确保研究所涉及的机构具备足够的能力和条件来进行科学研究，并能够保障参与研究的个体的权益和安全。研究机构资质鉴定可能涉及：评估设备与设施的完善与安全、评价人员资质和能力等。

（3）伦理审查流程　完整的伦理审查流程应当包括伦理审查申请、受理审查、批准与传达决定及监督与评估。在提出伦理审查申请阶段，研究者需要提供相关资质证明、研究方案以及研究对象的信息，向伦理审查委员会阐明研究目的与意义。伦理审查委员会对涉及人的生命科学和医学研究申请进行审查与评估，判断研究的合法性与公正性。在研究项目获得批准后研究者方可开始研究。在涉及人的生命科学和医学研究过程中，还要提交过程性材料，上报研究进展、变更及结果，由伦理委员会进行监督和评价。最后在复审阶段，需提交试验总结报告文件。

2.伦理审查中保护受试者应遵循的原则

开展涉及人的生命科学和医学研究，保护受试者的六大原则解读如下（六大原则具体内容详见前述《涉及人的生命科学和医学研究伦理审查办法》）：

（1）控制风险原则　保护受试者的核心内容是风险获益评估，有效地识别和管理与研究相关的潜在风险。只有研究带给受试者的益处远超负担且潜在风险可控时，研究才可获批实施，以确保研究过程和参与者的权益与安全得到适当的保护。

（2）知情同意原则　知情同意是伦理审查原则的首要关键点，贯穿于医学研究全过程中。受试者有权利获得有关研究全程的各项全面、准确、清晰和易于理解的信息，且完全自主、自愿且知情地签署知情同意书。任何人不得对受试者做出诱导、欺骗、胁迫等手段来达到研究目的。

（3）公平公正原则　研究者应当按照明确的入选、排除标准，公平、合理地选择研究参与者，研究中所有的负担和受益都应公平地分配给每一位受试者。不能为了获得更好的研究结果而让更有可能受益的受试者承担超过平均分配负担以外的负担。

（4）免费和补偿、赔偿原则　除受试者惯常进行的常规检查与治疗，任何与研究有关的费用都不应由受试者本身承担。受试者因参与研究而产生的不便以及受到的伤害，都应得到相应的补偿或赔偿。此外，针对研究本身的风险、研究过程中的意外事件而对受试者造成的负担，也应予以适当的补偿。

（5）保护隐私权及个人信息原则　首先，中国公民享有国家法律给予的隐私权，如《中华人民共和国民法典》第一千零三十二条即规定："自然人享有隐私权。任何组织或者个人不得以刺探、侵扰、泄露、公开等方式侵害他人的隐私权"。其次，受试者属于特殊意义的群体，隐私的泄露可能会导致其权益受到侵害。例如，受试者的个人健康信息被泄露，可能会导致其在投保或工作中受阻。

（6）特殊保护原则　特殊保护原则主要用于保护儿童、孕产妇、老年人、智力障碍者、精神障碍者等特定群体的研究参与者。该人群的认知或行为能力相对欠缺，抗风险能力较差，因此在涉及人的生命科学和医学研究中应该特殊关注他们的健康与安全，预防不可逆转的损伤的发生。针对特定群体的特殊保护措施包括：①对于儿童受试者而言，儿童及其监护人均需对研究本身以及未来成长中的潜在风险知情同意；②对于孕产妇受试者，关注并保障孕产妇及胎儿的安全；③对于老年受试者而言，需要特别考虑他们的身体状况、生理特点和特殊需求；④对于智力障碍者和精神障碍者，则应考虑如何保证受试者的自愿性和依从性。

特定群体还应享有与其他人群同等的参与研究的机会，并可从中获益。此外，选用特定群体为受试者时，研究者要权衡是否只有特定群体才能完成研究，如果非必要，则尽量选用一般人群为受试者。

总之，在医学研究过程中，无论是动物实验还是人体试验，都要严格遵循道德标准和相关法律法规，善待实验对象，保障实验对象应有的权益。在撰写医学科研论文时应注明伦理审查的内容，以供伦理审查委员会跟踪评估。

思考题：

1. 实验动物伦理的 3R 原则是什么？
2. 实验动物伦理的 5F 原则是什么？
3. 在医学研究设计中应如何保护受试者权益？
4. 我国涉及人的生命科学和医学研究伦理审查相关政策法规有哪些？

（胡　敏　敖晓妍　李　利　王　辰）

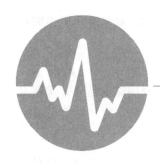

第七章

医学科研论文的科研诚信

人无信不立，国无信则衰。诚信是个人安身立命的根本、国家兴旺发达的基础。科研诚信与学术规范是医学科研论文的生命线和基本准则，也是医学科研创新的重要基础，受到社会和学界的高度重视。

》 第一节　医学科研诚信

医学科研诚信问题不仅是学术界关注的重点，也是社会公众关注的焦点问题，并逐渐发展成国际性问题。

一、科研诚信的概念

（一）概述

科研诚信（academic integrity）又称为科学诚信或学术诚信。广义上指的是科研工作者应当实事求是，不欺瞒事实，不搬弄是非，在各项研究工作中严格遵守科学价值准则、科学精神和科学活动行为准则。狭义上指的是在项目申报、实施以及评审的各个环节均严格采用客观真实、可验证的方法，并最终提交出合乎相应法规、条例、准则和社会公认的岗位职业规范或标准的科研成果报告。

近些年来，科技部、国家卫生健康委等部门先后制定一系列医学科研诚信政策。2021年6月3日，国家卫生健康委科技教育司开设"医学科研诚信"专栏，对科研诚信政策法规进行宣传，并对各级卫生健康行政部门所属医疗卫生机构、医疗科研机构查实并公开通报的科研诚信案件调查处理结果予以转载、通报。2021年我国颁发《医学科研诚信和相关行为规范》，明确规定："所有从事医学科研活动的人员应当自觉遵守本规范，大力弘扬科学家精神，追求真理、实事求是，遵循科研伦理准则和学术规范，尊重同行及其劳动，防止急功近利、浮躁浮夸，坚守诚信底线，自觉抵制科研不端行为。"美国学术诚信研究中心（Center for Academic Integrity，CAI）将学术诚信定义为"即使在逆境中仍坚持诚实、信任、公正、尊重和责任这五项根本的价值观"。

（二）科研诚信的特点

1.科研诚信的普遍性

科研诚信是维护学术道德和保障科学发展的重要基础，是每个科研人员都应遵守的基本道德准则。它不仅存在于医学科研人员的研究工作中，也存在于科研机构的运转和论文发表等各个环节中，发挥着至关重要的作用。如果科研工作中缺乏科研诚信，那么科研工作的创新性、真实性、可靠性都会受到冲击，科学研究也将被迫终止。

2. 科研诚信的规则性

科研诚信是建立在规则之上的，一项有价值的科研活动首先要对规则诚信恪守，实事求是，不得伪造、编纂实验数据与结果，更不得践踏国家、地区的法律法规。

3. 科研诚信的自律性和他律性

科研诚信的自律性是指科研工作者自觉遵守法律法规以及科研相关规定，自觉践行科研精神。科研诚信的他律性是指科研机构、学术期刊等组织机构对科研人员的行为进行实时的监督和评价，依法追究科研失信行为责任人的责任，确保科研人员的可靠以及科研工作的合法和科学。科研诚信的自律性和他律性相辅相成，共同构筑和谐的科研环境。

（三）医学科研诚信

国家卫生健康委、科技部、国家中医药管理局于 2021 年 1 月 27 日发布并实施《医学科研诚信和相关行为规范》（国卫科教发〔2021〕7 号），以下简称《规范》，对医学科研人员的诚信行为进行了规范（《规范》第二章），对医学科研机构的科研诚信监管责任进行了明确规定（《规范》第三章）。

1. 医学科研人员诚信行为规范

详见《规范》第二章第五条至第二十二条，以下内容摘自《规范》。

第二章　医学科研人员诚信行为规范

第五条　医学科研人员在科研活动中要遵循科研伦理准则，主动申请伦理审查，接受伦理监督，切实保障受试者的合法权益。

第六条　医学科研人员在进行项目申请等科研与学术活动时，必须保证所提供的学历、工作经历、发表论文、出版专著、获奖证明、引用论文、专利证明等相关信息真实、准确。

第七条　医学科研人员在采集科研样本、数据和资料时要客观、全面、准确；要树立国家安全和保密意识，对涉及生物安全、国家秘密、工作秘密以及个人隐私的应当严格遵守相关法律法规规定。

第八条　医学科研人员在研究中，应当诚实记录研究过程和结果，如实、规范书写病历，包括不良反应和不良事件，依照相关规定及时报告严重的不良反应和不良事件信息。

第九条　医学科研人员在涉及传染病、新发传染病、不明原因疾病和已知病原改造等研究中，要树立公共卫生和实验室生物安全意识，在相应等级的生物安全实验室开展研究，病原采集、运输和处理等均应当自觉遵守相关法律法规要求，要按照法律法规规定报告传染病、新发或疑似新发的传染病例，留存相关凭证，接受相关部门的监督管理。

第十条　医学科研人员在研究结束后，对于人体或动物样本、毒害物质、数据或资料的储存、分享和销毁要遵循相应的生物安全和科研管理规定。

论文相关资料和数据应当确保齐全、完整、真实和准确，相关论文等科研成果发表后 1 个月内，要将所涉及的原始图片、实验记录、实验数据、生物信息、记录等原始数据资料交所在机构统一管理、留存备查。

第十一条　医学科研人员在动物实验中，应当自觉遵守《实验动物管理条例》，严格选用符合要求的合格动物进行实验，科学合理使用、保护和善待动物。

第十二条　医学科研人员在开展学术交流、审阅他人的学术论文或项目申报书时，应当尊重和保护他人知识产权，遵守科技保密规则。

第十三条　医学科研人员在引用他人已发表的研究观点、数据、图像、结果或其他研究资料时，要保证真实准确并诚实注明出处，引文注释和参考文献标注要符合学术规范。在使用他人尚未公开发表的设计思路、学术观点、实验数据、生物信息、图表、研究结果和结论时，应当获得其本人的书面知情同意，同时要公开致谢或说明。

第十四条　医学科研人员在发表论文或出版学术著作过程中，要遵守《发表学术论文"五不准"》和学术论文投稿、著作出版有关规定。论文、著作、专利等成果署名应当按照对科研成果的贡献大小据实署名和排序，无实质学术贡献者不得"挂名"。

第十五条　医学科研人员作为导师或科研项目负责人，要充分发挥言传身教作用，在指导学生或带领课题组成员开展科研活动时要高度负责，严格把关，加强对项目（课题）成员、学生的科研诚信管理。

导师、科研项目负责人须对使用自己邮箱投递的稿件、需要署名的科研成果进行审核，对科研成果署名、研究数据真实性、实验可重复性等负责，并不得侵占学生、团队成员的合法权益。

学生、团队成员在科研活动中发生不端行为的，同意参与署名的导师、科研项目负责人除承担相应的领导、指导责任外，还要与科研不端行为直接责任人承担同等责任。

第十六条　医学科研人员应当认真审核拟公开发表成果，避免出现错误和失误。对已发表研究成果中出现的错误和失误，应当以适当的方式公开承认并予以更正或撤回。

第十七条　医学科研人员在项目验收、成果登记及申报奖励时，须提供真实、完整的材料，包括发表论文、文献引用、第三方评价证明等。

第十八条　医学科研人员作为评审专家、咨询专家、评估人员、经费审计人员参加科技评审等活动时，要忠于职守，严格遵守科研诚信要求以及保密、回避规定和职业道德，按照有关规定、程序和办法，实事求是，独立、客观、公正开展工作，提供负责任、高质量的咨询评审意见，不得违规谋取私利，不参加自己不熟悉领域的咨询评审活动，不在情况不掌握、内容不了解的意见建议上署名签字。

第十九条　医学科研人员与他人进行科研合作时应当认真履行诚信义务和合同约定，发表论文、出版著作、申报专利和奖项等时应当根据合作各方的贡献合理署名。

第二十条　医学科研人员应当严格遵守科研经费管理规定，不得虚报、冒领、挪用科研资金。

第二十一条　医学科研人员在成果推广和科普宣传中应当秉持科学精神、坚守社会责任，避免不实表述和新闻炒作，不人为夸大研究基础和学术价值，不得向公众传播未经科学验证的现象和观点。

医学科研人员公布突破性科技成果和重大科研进展应当经所在机构同意，推广转化科技成果不得故意夸大技术价值和经济社会效益，不得隐瞒技术风险，要经得起同行评、用户用、市场认可。

医学科研人员发布与疫情相关的研究结果时，应当牢固树立公共卫生、科研诚信和伦理意识，严格遵守相关法律法规和有关疫情防控管理要求。

第二十二条　医学科研人员学术兼职要与本人研究专业相关，杜绝无实质性工作内容的兼职和挂名。

2.医学科研机构诚信规范

详见《规范》第三章第二十三条至第三十三条，以下内容摘自《规范》第三章。

第三章　医学科研机构诚信规范

第二十三条　医学科研机构应当根据《科研诚信案件调查处理规则（试行）》制定完善本机构的科研诚信案件调查处理办法，明确调查程序、处理规则、处理措施等具体要求，并认真组织相关调查处理。对有关部门调查本机构科研不端行为应当积极配合、协助。

第二十四条　医学科研机构要主动对本机构科研不端行为进行调查处理，同时应当严格保护举报人个人信息。

调查应当包括行政调查和学术评议，保障相关责任主体申诉权等合法权利，调查结果和处理意见应当与涉事人员当面确认后予以公布。

第二十五条　医学科研机构要通过机构章程或学术委员会章程，对科研诚信工作任务、职责权限作出明确规定。学术委员会要认真履行科研诚信建设职责，切实发挥审议、评定、受理、调查、监督、咨询等作用。学术委员会要定期组织或委托学术组织、第三方机构对本机构医学科研人员的重要学术论文等科研成果进行核查。

第二十六条　医学科研机构要加强科研成果管理，建立学术论文发表诚信承诺制度、科研过程可追溯制度、科研成果检查和报告制度等成果管理制度。对学术论文等科研成果存在科研不端情形的，应当依法依规对相应责任人严肃处理并要求其采取撤回论文等措施，消除不良影响。

第二十七条　医学科研机构应当加强对科研论文和成果发表的署名管理，依法依规严肃追究无实质性贡献挂名的责任；要建立健全科研活动记录、科研档案保存等各项制度，明晰责任主体，完善内部监督约束机制；要妥善管理本机构医学科研相关原始数据、生物信息、图片、记录等，以备核查。

第二十八条　医学科研机构应当加强对本机构内医学科研人员发表论文的管理，不允许将论文发表数量、影响因子等与人员奖励奖金、临床工作考核等挂钩，对在学术期刊预警名单内期刊上发表论文的医学科研人员，要及时警示提醒；对学术期刊预警黑名单内期刊上发表的论文，在各类评审评价中不予认可，不得报销论文发表的相关费用。

第二十九条　医学科研机构应当将科研诚信教育纳入医学科研人员职业培训和教育体系，不断完善教育内容及手段，营造崇尚科研诚信的良好风气与文化。在入学入职、职称晋升、参与科技计划项目、国家重大项目、人才项目等重要节点开展科研诚信教育。对在科研诚信方面存在倾向性、苗头性问题的人员，所在机构应当及时开展科研诚信谈话提醒，加强教育。

第三十条　医学科研机构在组织申请科研项目和推荐申报科学技术成果奖励时，应当责成申报人奉守科研诚信，可以签署科研诚信承诺书并公示有关信息。

第三十一条　医学科研机构对查实的科研失信行为，应当将处理决定及时报送科研诚信主管部门，并作为其职务晋升、职称评定、成果奖励、评审表彰等方面的重要参考。

第三十二条　医学科研机构应当对涉及传染病、生物安全等领域的研究及论文、成果进行审查，评估其对社会及公共卫生安全的潜在影响，并承担相应责任。

第三十三条　医学科研机构负责人、学术带头人及科研管理人员等应当率先垂范，严格遵守有关科研诚信管理规定，不得利用职务之便侵占他人科研成果和谋取不当利益。

二、科研诚信的基本方面

① 在进行项目立项、结题、申报及评议等科研活动时，医学科研人员需确保所提供的学历、工作经历、发表论文和相关成果等资料真实、准确。项目立项不仅要考虑到研究是否具有进步意义，同时也要考虑该研究是否会带来负面影响。

② 医学科研人员应严格遵循科研伦理学原则，主动申请伦理审查，接受伦理监督，以确保受试者的合法权益得到充分保障。

③ 在研究过程中，医学科研人员要遵守各项法律法规以及科研规定。要客观、全面且准确地采集样本、数据和资料，合理分析并解释研究成果，并注重安全性和保密性。

④ 医学科研人员在科研中，必须如实记载研究过程和结论，并详细、规范地撰写病历，包括不良反应和不良事件的发生情况，不得掩盖阴性研究结果，更不能捏造、篡改或剽窃数据。

⑤ 医学科研人员在编写论文和成果发表过程中，要遵守《发表学术论文"五不准"》和学术论文投稿、著作出版有关规定。不得由"第三方"修改、代写甚至代投论文；严禁提供虚假的同行评审人信息；论文、著作、专利等成果署名应当按照对科研成果的贡献大小据实署名和排序，无实质学术贡献者不得"挂名"。

⑥ 参与同行评议时，公平、公正、客观地对论文及研究成果进行评估，不得带入个人关系。

三、科研诚信的基本原则

科研工作者作为科研活动的主体，应当严格遵循科研诚信。按照科研工作者在科研活动不同阶段所肩负的任务以及所担任的角色的不同，需要遵循不同的诚信原则和行为规范。

（一）项目申请人的诚信原则

1. 真实性原则

医学科研人员在科研项目申请及立项环节应切实贯彻并严格执行国家有关管理规定和项目申请指南的要求：提供真实的研究计划和目标，明确描述研究问题、方法以及预期结果，做到真实、准确地填报申请材料；提供真实的申请诉求，客观分析和阐述项目的研究价值；准确反映实际可能的研究过程。

2. 客观性原则

项目申请人应准确描述自己的科研经历，并客观陈述他人既往的研究成果，切忌贬低他人学术成果并故意夸大自己的学术水平；在说明研究结果及意义时，诚实地提及研究的局限性和不确定性，充分展示研究项目的可应用性。

3. 免干扰原则

项目申请人要避免干扰或影响项目立项评审过程：不得通过请客、行贿等方式影响评审人员的判断和评论；不应提供虚假的或具有误导性的信息，扰乱评审的判断；对于落选项目，应认真总结经验，查找不足之处，严禁对相关部门、机构以及评审人进行诋毁、攻击及报复等。

4. 需要性原则

需要性原则有助于帮助项目申请人确保项目的合理性，使项目更具有学术和社会价值。

首先，科研项目应具有社会需要性和学术需要性，该项目既要具有创新性和进步性，填补学术空白，又要与社会发展息息相关；其次，科研项目需要具有资源需要性，合理预估人力、物力、财力需求，在充分考虑项目需求以及创新风险的基础上提出预算和计划，确保项目顺利进行；最后，科研项目还应具有政策需要性，即符合国家的政策导向和战略需求。

（二）项目执行人的诚信原则

1. 诚实守信原则

项目负责人务必带领全体组员严格遵循申请承诺。严格遵守科研章程，真实准确地记录和报告科研相关信息。履行相关协定，如有变更则及时与相关方沟通调整。在整个研究过程中，课题组成员要做到合理分工、团结协作、成果共享。

2. 实事求是原则

在诸如年度进展、中期评估以及结题报告等重要节点报告中，准确反映项目执行的实际情况，避免夸大或淡化研究进展。面对项目进展过程中的困难与挑战，项目执行人应积极汇报并通过团队合作谋求解决方案，不得回避或隐瞒。对研究进行客观评价与反思，正确认识自己的不足，虚心接受他人的意见。

3. 勤勉尽责原则

项目执行人应履行自己的职责，按时、高质量完成自己的工作。不断改善和提高数据的精度，严禁编造原始科学数据。积极识别、评估并管理项目风险，减少风险对项目进展的影响。同时，公开发表重大研究成果，在关键技术上取得重大突破的，应及时申请专利以保护知识产权。

4. 合作交流原则

项目执行人应与有关各方进行及时有效的沟通，共享信息，传达项目需求。积极参与团队合作，实现优势互补，协作完成项目目标。广泛参加学术交流，分享自己的学术经验与心得。

5. 规范引用原则

在研究成果报告和学术论文撰写中要尊重知识产权。引用他人研究成果时，一定要标明出处，引用的内容只可用于介绍、评论及解释与自己研究项目相关的成果及研究问题，不能抄袭他人的研究成果。

6. 共同负责原则

项目执行人在共同的科研目标的指引下，协同合作、信息共享，共享科研成果。项目成果的所有作者都应实际参与研究并对研究过程及结果知情同意，共同对该研究项目承担责任。

（三）项目评审人的诚信原则

1. 公正性原则

公正性是一项基本科学道德。项目评审人应具有较强的责任意识，熟悉且自觉遵守相关的法律法规以及学术规范，在公开透明的评审过程中做出中立客观的评估，以平等的态度看待每一个评审对象。

2. 独立性原则

项目评审人要认真审阅申报材料，以自己的专业知识独立地对项目做出判断和评价。

3. 保密性原则

项目评审人要严格遵守保密制度和规定，妥善保管审查文件、相关资料以及项目申请人的个人身份信息等，不得泄露给无权查看的人员。在评审结果公开之前，不可泄漏评审过程信息以及结果信息。评审人对评审过程中涉及的商业机密或敏感信息应严格保密。

4. 回避性原则

项目评审过程中，评审人不得为该评审项目的负责人，否则应主动回避该项目的评审。主动回避包含本人亲属、本单位同事的项目。在评审期间回避一切可能影响评审结果的行为。

综上，科研诚信是科研工作的重中之重。只有良好的学术氛围和科研环境才能够推动我国医学科研的发展。

≫ 第二节　学术不端行为界定与防范

学术不端（academic misconduct）泛指学术领域的不诚实、不道德、不规范、不合法的行为或现象。据统计，2021 年国家自然科学基金委员会四次通报学术不端案例，共计 39 项。2022 年，三次通报学术不端案例，共计 67 项。学术不端不仅是学术治理的难点，也是学术研究的难题。尽管目前国内在防范学术不端的各项规章制度、教育、工作机制、惩罚措施等方面均取得了一定的发展和优化，但从整体上来看仍然存在不足之处，各种形式多样的科研失信事件时有发生，增加了治理难度。目前，国内外普遍将学术不端认定为一种伦理问题，而非个体或者群体的道德问题，但是并未就其具体内涵、产生原因以及治理方案达成统一。本节将就学术不端行为的界定和相应的防范措施进行介绍。

一、学术不端行为的概念

（一）概述

1. 学术不端行为的概念

学术不端行为这一概念至今都没有一个通用的、能达成普遍共识的定义。美国国家科学院的报告将学术不端行为界定为"申报、开展或报告研究项目过程中的伪造、篡改、剽窃"。美国公共卫生局则将其定义进行了适当的补充，具体定义为"在申报、开展或报告研究项目过程中，出现伪造、篡改、剽窃或其他严重背离科学共同体所公认规则的行为，但并不包括在解释或判断数据过程中诚实性的错误或诚实性的偏差"。美国联邦政府任命的研究完整性委员会对学术不端行为的定义则范围更广，他们认为，"学术不端行为是对科学家在进行研究和传播研究成果过程中应该诚实和公正这一基本原则的严重违反，包括盗用（剽窃或不守秘密）、干涉、曲解（伪造或篡改）、妨碍对不端行为的调查，以及不遵从研究的规章制度等"。瑞典将学术不端行为定义为"有意捏造数据来修改研究进程的行为、剽窃其他研究者的行为，以及用其他方法修改研究进程的行为"。丹麦认定的学术不端行为"包括修改、捏造科学数据的行为和纵容不端行为的行为"。

我国相关部门对于学术不端行为相关概念也有界定。科技部于2006年11月颁发了《国家科技计划实施中科研不端行为处理办法（试行）》（以下简称《办法》），并于2007年1月1日起正式施行。该《办法》认为，科研不端行为是指违反科学共同体公认的科研行为准则的行为，包括：①在有关人员职称、简历以及研究基础等方面提供虚假信息；②抄袭、剽窃他人科研成果；③捏造或篡改科研数据；④在涉及人体的研究中，违反知情同意、保护隐私等规定；⑤违反实验动物保护规范；⑥其他科研不端行为。2009年3月，教育部发布《教育部关于严肃处理高等学校学术不端行为的通知》（教社科〔2009〕3号），将学术不端行为归纳为7点，包括：①抄袭、剽窃、侵吞他人学术成果；②篡改他人学术成果；③伪造或者篡改数据、文献，捏造事实；④伪造注释；⑤未参加创作，在他人学术成果上署名；⑥未经他人许可，不当使用他人署名；⑦其他学术不端行为。国家新闻出版署于2019年5月29日发布了行业标准《学术出版规范　期刊学术不端行为界定》（CY/T 174—2019），并于2019年7月1日正式实施。此行业标准中详细界定了学术期刊论文作者、审稿专家、编辑者可能涉及的学术不端行为类型（表7-1）。

表7-1　学术期刊论文作者、审稿专家、编辑者可能涉及的学术不端行为类型

论文作者学术不端行为类型	审稿专家学术不端行为类型	编辑者学术不端行为类型
剽窃	违背学术道德的评审	违背学术和伦理标准提出编辑意见
伪造	干扰评审程序	违反利益冲突规定
篡改	违反利益冲突规定	违反保密要求
不当署名	违反保密规定	盗用稿件内容
一稿多投	盗用稿件内容	干扰评审
重复发表	谋取不正当权益	谋取不正当利益
违背研究伦理	其他学术不端行为	其他学术不端行为
其他学术不端行为		

2. 学术不端行为的分类

总的来说，学术不端行为的分类有三种划分方法。

（1）按内容和社会关系分类　根据学术不端的内容和社会关系，分为内容型不端行为和社会关系型不端行为。前者主要包括通过抄袭或篡改他人成果进而转化为自己的成果，伪造或篡改数据等；后者则包括不当署名、不当评审等。

案例7-1：社会关系型不端行为的案例。

　　××大学硕士毕业生××完成于20××年的论文《腐败对企业逃税的影响研究》抄袭其本人于20××年递交的国家自然科学基金项目申请书，而××的硕士生导师××正是该项国家自然科学基金项目的评审专家。两篇文章累计重复15000余字。

　　处理决定：撤销该生硕士学位；给予导师××警告处分，取消其研究生导师资格并调离教学岗位。

（2）按表现形式分类　按学术不端表现形式的不同，可分为显性学术不端行为和隐性学术不端行为。前者主要包括伪造或捏造、抄袭或剽窃等；而后者则包括低水平重复、论文不当署名等。

案例 7-2：显性学术不端行为的案例。

　　××大学××偶然发现20××年出版的《自动化学报》中篇名为《多源遥感图像融合的数据同化算法》的文章，与自己20××年投往《电子学报》的文章雷同，改动甚微。经调查发现，审稿人××对文章进行评审后，给出评审意见"建议本文修改后重投"，后将剽窃的文章投往《自动化学报》。

　　处理决定：《电子学报》永久取消××的审稿人资格，并在 3 年内拒收一切有其署名的来稿。

　　（3）按对社会造成影响的程度分类　　根据学术不端对学术界以及社会造成影响的程度，将其分为学术不端行为、学术不当行为和学术失当行为三类。这也是目前最常用的分类方式。

　　3. 学术腐败与学术不端行为的比较

　　学术腐败指的是一种与权财交易、生活作风问题等紧密联系在一起的严重道德问题。其核心要素是对权力的滥用，如审稿权、编辑权、刊发权等的滥用。与学术腐败不同的是，学术不端行为则更多的是指在科学研究过程中违背科学伦理的不诚实、不规范的行为。

　　（二）学术不端行为、学术不当行为和学术失当行为的界定及示例

　　随着全世界学术界对学术不端行为重视程度的不断加强，对于学术不端行为的理解也在逐步深入，虽然各国家地区对于学术不端行为的界定有所不同，但是所限定的范围大致相似。下面将结合案例，进一步详述学术不端行为、学术不当行为和学术失当行为的界定。

　　1. 学术不端行为

　　如上所述，学术不端行为可认为是科研人员为达到自己的目的而故意违背科研工作中的规范的行为。典型示例主要包括：同一篇稿件同时或先后向多个期刊投稿；稿件的文字复制比超过期刊要求且无法解释；同一成果重复、拆分发表；研究结论与现有已发表论文相似；委托他人代写论文或为他人代写（代发）论文；无故变更、调整稿件署名；在结果和讨论部分使用他人数据但未注明引文；等等。

案例 7-3：学术不端行为的案例。

　　20××年××在 *Biomedicine & Pharmacotherapy* 上发表的一篇论文存在伪造、篡改图片等信息，论文内容与图片标题表述不相符（该文献目前已被撤稿，检索不到了）。

RETRACTED: MicroRNA-138 modulates metastasis and EMT in breast cancer cells by targeting vimentin

　　2. 学术不当行为

　　学术不当行为从严重程度以及性质上来讲不算学术不端行为，但是也明显违背了科研准则。典型示例主要包括：根据主观判断，在无数据支撑的情况下删除个人认为不精确的观测数据；为了尽快完成研究任务而偷工减料，导致无法获得研究所必需的数据信息；为提高研究结论的可信度，使用不恰当的统计方法；有意识地操纵研究过程以获得预期结果；在涉及人体试验时，没有报告不良反应的发生情况；在论文、成果署名中私加未参与者姓名，或因私情删除主要贡献者姓名；等等。

案例 7-4：学术不当行为的案例。

　　××等在实验期间内，未能保持良好的研究记录或研究数据，根据本能感觉，排除本人认为不精确的观测或数据点以获得本人想要的实验结果。
　　处理决定：发表的论文撤稿，审查其发表的其他论文，并给予通报批评。

3. 学术失当行为

学术失当行为指的是那些科研工作中由于非主观因素导致的有失严谨、破坏学术风范，但是并未触及学术道德底线的行为，一经发现，应即时停止并引以为鉴。典型示例主要包括：被退稿的稿件未经修改即向同一期刊二次投稿；向期刊投递不完善的学术论文、会议论文；引用他人的论文内容、前期成果、研究数据但未明确注明资料来源；等等。

二、学术不端行为的防范措施

学术不端行为的发生，使得科研人员在社会中丧失了权威性和公信力，导致科研学术秩序遭到了严重破坏，阻碍了科研创新与进步，浪费了许多科研资源。学术不端行为的防范逐渐成为国内外相关部门和学者的关注热点。医学科研人员作为科研活动中的主力军，更要从自身做起，加强自我防范、自我监督，保持纯粹的科研初心，相互监督，杜绝学术不端行为的发生。

1. 建立作者科研诚信档案，加大惩罚力度

惩戒力度不足、惩罚措施缺失是学术不端行为愈发猖狂的根本原因之一。对此，期刊编辑部在审核文章的过程中，一旦发现学术不端行为，应立即记录在册，与其他各领域期刊进行信息共享，并将因学术不端行为而被拒绝的论文列入黑名单，防止其侥幸投稿成功。同时，期刊要将学术不端行为及时汇报给有关部门，贯彻相应的惩戒措施。各期刊应严格监管过往有学术不端行为记录在册的作者来稿，遏制学术不端行为的再次发生。此外，相关部门可将作者的科研诚信档案作为作者职称晋升、奖项评定，或者参加其他学术活动的参考依据，一旦发现其有学术不端的不良记录，应慎重考核。这种高成本的学术不端行为，会使作者望而却步。

2. 充分发挥科技期刊学术不端文献检测系统的作用

期刊编辑作为学术不端审查的第一线，在审稿过程中要把好初审关；严格编审流程，规范作者及通讯作者署名；完善投稿平台功能；提高业务水平，练就甄别学术不端稿件的火眼金睛；提高约稿、组稿占比。应严格控制文字复制比例，凡是文字复制比超过25％的来稿，应直接退稿；文字复制比在10％～25％的稿件，经初审如果确实有创新或有参考价值，则要求作者修改引用部分，将文字复制比控制在10％以下之后才能进入二审。不仅要对初稿进行查重，在发稿前仍需进行多次查重，严防抄袭事件的发生。

3. 规范学术道德

道德是一个人的行为准则。完善的学术伦理体系，不仅可以规范学术界的学术风气，而且可以推动整个社会的道德建设。对科学工作者而言，规范学术伦理、完善学术体系、推动学术发展是当务之急。对各个高校而言，高校学风建设应奖惩并行、惩防并举、双管齐下，建立健全学风建设规章制度，这样才能有效规范高校研究人员科研活动，杜绝学术不端行为。

4. 防范作者学术不端行为的措施

为了从源头治理学术不端行为，首先医学科研人员要认识学术不端行为的界定范围并进行自我约束、自我规范，守住科研初心，其次才是通过外在法律法规的硬性管制。前者是道德约束，后者是法律约束，双管齐下才能事半功倍。针对作者学术不端行为的防范措施，除了引导作者遵守公序良俗外，还可从以下两个方面入手：一是利用公告文件、法规政策、宣传教育等进行"制度防范"；二是发挥编辑和审稿专家的作用，增加对学术不端稿件的监查力度，进行"编辑防范"。

（1）制度防范　主要指针对投稿流程中可能会发生学术不端行为的环节制定相应的防范制度，增大学术不端惩罚力度，在各个环节对学术不端行为进行防范。明确学术不端行为的界定标准及处罚措施，加强相关政策和学术诚信宣传；此外，作者应将国家相关学术规范牢记于心，严禁抄袭他人论文或一稿多投；期刊等学术单位应制定相应的处罚标准和措施，在制度上严格防范学术不端行为。

（2）编辑防范　期刊编辑部作为学术不端行为审查的第一站，在学术不端行为防范中也发挥着十分重要的作用。首先，相关期刊编辑部，尤其是学报编辑部应组织开展学术规范教育。定期开展讲座活动，讲解论文写作和投稿过程中的注意事项以及学术规范，讲解既往学术不端行为案例，提醒投稿者学术不端行为的类型以及可能带来的危害，引导作者从自身开始防范学术不端行为。此外，对于一些藏匿很深的学术不端行为，需要资深编辑们运用自己丰厚的知识储备以及审稿经验加以鉴别。在论文投稿审查过程中，期刊编辑部作为与稿件接触最密切的部门，要加大对学术不端的审查力度，提高编辑和审稿专家的辨别能力，将学术不端稿件与真正有科学价值的稿件区分开来，还科研界一片干净纯正的学术环境。

思考题：

1. 科研诚信的特点有哪些？
2. 科研诚信的基本原则有哪些？
3. 学术不端行为分为哪些类型？
4. 如何防范学术不端行为？

（梁　珊　王　楠　朱若灵　黄明珠）

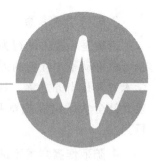

第八章

医学科研论文投稿与发表

按照公认惯例，科学成果的首创权必须以学术论文的形式在公开的官方出版物上或在学术会议上发表，才能得到承认。作为医学信息的主要载体，医学期刊是交流医学科研成果的重要平台，反映医学前沿热点信息，在推动医学科研创新、引领医学学术前沿和支持优秀医学科研人才成长等方面发挥着重要作用。

》 第一节　医学科研论文的投稿

一篇论文从构思到成功发表，投稿是重要一环。有些退稿并不是因为论文质量不高，而是没有掌握投稿的技巧。掌握投稿要领与技巧，研究投稿策略，有助于提高论文投稿的命中率。

一、投稿期刊的选择

（一）医学期刊的分类和分级

选择投稿的期刊之前，先要了解医学期刊的分类和分级。医学期刊按内容分类，可以分为学术/技术性期刊、快报性期刊、消息性期刊、资料性期刊、检索性期刊等。学术/技术性期刊主要刊载科研、医疗、教学等方面的学术论文、研究报告、实验报告、临床报告等文献。这类期刊信息丰富，具有很高的情报价值，是医学期刊的核心部分，如学报、纪年、会刊或会议文献、汇刊、综述、进展、年鉴等。本书主要介绍学术/技术性期刊的投稿和发表。

1. 中文医学期刊

中文医学期刊有核心期刊和非核心期刊之分。核心期刊刊载的论文学术水平较高、实用性较强、被引用和利用率较高。评定核心期刊的常用方法有检索工具法、借阅统计法、专家评定法和引文分析法。目前国际上评定核心期刊最多使用的是引文分析法。该方法是以期刊影响因子（impact factor，IF）的大小来确定期刊学术水平，即 IF 越大就越有可能被评定为核心期刊。

国内有七大核心期刊（或来源期刊）遴选体系：①北京大学图书馆"中文核心期刊"；②南京大学"中文社会科学引文索引（CSSCI）来源期刊"；③中国科学院文献情报中心"中国科学引文数据库（CSCD）来源期刊"；④中国科学技术信息研究所"中国科技论文统计源期刊"，又称"中国科技核心期刊"，是中国科技论文与引文数据库（CSTPCD）的数据来源；⑤中国社会科学院文献信息中心"中国人文社会科学引文数据库（CHSSACD）来源期刊"；⑥武汉大学中国科学评价研究中心"中国学术期刊评价研究报告（RCCSE）"；⑦清华大学图书馆和中国学术期刊（光盘版）电子杂志社共同推出的"中国学术期刊综合引证报告"。本节重点介绍医学类中文核心期刊和科技核心期刊。

（1）医学类中文核心期刊　中文核心期刊又称北大核心期刊，由北京大学图书馆联合学术界专家鉴定，并得到学术界广泛认可。中文核心期刊在学术影响力方面具有较高权威性。每四年北京大学图书馆对中文核心期刊进行评审（从2011年开始更改为每三年一评定），并出版《中文核心期刊要目总览》。其中医学类中文核心期刊可细分为综合医药卫生类、预防医学/卫生学类、中国医学类、基础医学类、临床医学类、药学类等。

（2）医学类科技核心期刊　中国科学技术信息研究所自1987年开始进行中国科技论文统计分析，建立了"中国科技论文与引文数据库（CSTPCD）"。该数据库用于分类统计和分析中国科研产出状况，并通过《中国科技论文统计与分析》（年度研究报告）和《中国科技期刊引证报告》（核心版）向社会公布统计分析结果，为政府管理部门、高等院校、研究机构和研究人员提供信息和决策支持。入选CSTPCD的期刊被称为"中国科技核心期刊"或"中国科技论文统计源期刊"。这些期刊经过同行评议和定量评价，每年进行遴选和调整，是反映学科发展水平的重要科技期刊。相较于中文核心期刊，中国科技核心期刊主要集中在自然科学领域，是广泛公认的科技统计源期刊目录，具有极高的权威性。

2.英文医学期刊

英文医学期刊是在国际范围内宣传医学领域最新诊疗方法、展示医学创新成果、推动学术交流的重要载体。根据科睿唯安（Clarivate）发布的2022年度《期刊引证报告》（Journal Citation Reports，JCR），在英文医学期刊中，目前IF最高的期刊为CA（*A Cancer Journal for Clinicians*），最新IF为254.7；而在国内期刊中，IF最高的期刊则为*Cell Research*，最新IF为44.1。顶级医学期刊《柳叶刀》（*Lancet*）、《新英格兰医学杂志》（*New England Journal of Medicine*）、《美国医学会杂志（JAMA）》（*Journal of the American Medical Association*）和《英国医学期刊（BMJ）》（*British Medical Journal*）的IF分别为168.9、158.5、120.7和105.7。国际著名检索工具选刊条件非常严格，所收录的期刊要求既能反映刊载论文的水平，又能反映期刊编辑的水平。查找国际医学核心期刊及其IF，首选《科学引文索引》（Science Citation Index，SCI）的《期刊引证报告》（JCR），同时可以参考PubMed、MEDLINE、SciFinder、BIOSIS Previews、EMBASE等国际检索工具。

（二）选择合适的投稿期刊

期刊的选择是否恰当，对文稿是否能顺利发表起着重要作用。

1.了解期刊的定位和方向

医学科研论文投稿时，作者首先应了解自己所在领域有哪些相关的期刊，然后再从相关的期刊中挑选出适合自己的期刊投稿。不同期刊一般侧重的主题和方向会有所不同，所以作者在投稿前一定要根据自己的论文主题选择最适合的投稿期刊。可根据论文的专业性质、研究内容、学术水平、体裁，并结合拟投期刊的具体要求（包括学科专业、稿件来源范围、影响力、出版周期、发行量及从收稿到刊出的间期等）来选择更接近自己文章的期刊。例如，从*Nicotine & Tobacco Research*的刊名中，即可大致了解该期刊主要报道与烟草使用及依赖相关的科研成果。如果是研究酒精、毒品等其他物质成瘾的论文则不适合此刊物。

2.了解期刊的稿约需求

同一行业的期刊也有细节上的不同，每种期刊都有自己详细的稿约。稿约每年至少刊登一次，一般刊登在每年第一期上。稿约的内容主要包括期刊的性质、办刊宗旨、选题指南、读者对象、对稿件的要求等。作者在投稿前，应对目标期刊的稿约进行认真研究，选择更接近自己文章主题，以及与自己文章质量、体裁相符的期刊，使投稿做到"有的放矢"。例如，从体裁上看，如果某一期刊未曾发表过综述类文章，而作者却向该刊投寄综述论文，那是不可能被发表的。

二、投稿的注意事项

除了选择期刊以外，还有其他几个需要注意的投稿细节。

1. 关注期刊的投稿须知

许多期刊会将投稿须知发布在期刊网站主页上，作者应详细阅读期刊的投稿须知，知晓其基本的稿件要求（质量、格式等），严格按要求撰写文稿，做到字体工整、格式规范、结构合理、语言流畅。投稿前认真核对、减少差错。比如，有些论文存在打印错误、标点符号错误、错别字多，甚至数据前后矛盾、计算结果有误。这样的论文给人不严谨的印象，编辑会认为该作者态度不认真，一般不会将此类论文作为首选。即使被采用，也需要多次返修，延长了论文发表时间。

2. 注意论文的格式规范

医学科研论文中关于图表的设计、计量单位、数字的用法以及名词术语、外文字母的书写方式，国家都制订了详细的标准，每种出版物也都在投稿须知中作了特别说明。然而，仍有许多作者不了解相关标准，因此在稿件中存在各种不符合国家标准和所投刊物要求的问题。

例如，图表方面存在如下问题：①图的制作不符合要求。②表的设计不符合"三线表"要求；栏目设置不合理；表中数据小数点后有效位数前后不一致；表中的计量单位、标准差、P 值等使用不正确。③过多列表，将结果的内容完全采用表或图的形式表达，而无文字叙述。

又如，计量单位方面存在如下问题：①某些非法定计量单位仍在继续使用；②用中文名称代替单位符号；③将缩略语当计量单位使用；④复合单位使用方法不正确；⑤单位的词头大小写不分等。

3. 不得"一稿多投"或重复发表

"一稿多投"是指同一学术内容的论文同时或先后投向两个或两个以上的期刊。重复发表则是指同一学术内容的论文同时或先后在两个或两个以上期刊发表。"一稿多投"和重复发表都属于学术不端行为，是编辑最为深恶痛绝的行为。对于有过"一稿多投"行为的作者，编辑部会记录其姓名，列入黑名单，甚至在同领域期刊编辑部内通报。当该作者再次投稿时，其命中率会大大降低。为避免在无意中犯下"一稿多投"的错误，建议作者要事先了解目标期刊的审稿周期及审稿流程，在收到明确的退稿通知，或是超过该刊物认可的期限仍未收到录用通知之后，才可以将稿件改投其他期刊。目前，部分 SCI 期刊会在其主页上说明初审的平均时长；如果作者急于发表论文，可以选择审稿周期短的期刊进行投稿，但切不可出于提高"命中率"或急于发表等功利心态而发生"一稿多投"或重复发表行为。

注意，以下情况不属"一稿多投"：①已被其他刊物退稿的论文；②发表初步报告后再发表完整的论文；③一些没有刊号的内部资料文献也可以再次在有刊号的刊物上公开发表；④在专业学术会议上做过口头报告，或者以摘要或壁报形式报道过的研究结果（不包括以会议论文集或类似出版物形式公开发表过的全文）。

4. 重视论文的修改过程

论文修改过程是提高论文质量最重要的渠道。论文修改过程中，务必针对以下重点部分进行审核修改：①修改参考文献，保证论文建立在坚实可靠的基础之上；②修改论文结构，理清文章层次和思路；③修改论文中心论点和各个分论点，以免重复和杂乱，不能突出文章观点等。论文修改过程是自我检查、自我提升的过程，需要得到写作者足够的重视。最后，完成的文稿最好请资深专家或知名学者审阅，并在收到修改意见后进行认真修改以保证论文的质量。

5. 正确对待编辑的修改建议

一般情况下，编辑都希望作者尊重自己的修改意见，但有时审稿人和编辑提出的修改意见也可能是不合适的或者是错误的，这时作者一定要冷静处理，既要坚持原则，又要谦虚谨慎，诚恳而婉转地说明并坚持自己的学术观点，使编辑能够比较容易地接受作者本人的意见。切不可高傲自大、自以为是，更不能冷言冷语、讽刺挖苦。对非原则性问题，希望作者尽可能尊重编辑的修改意见。

6. 其他投稿技巧和注意事项

投稿时一定要留下准确的联系方式，包括地址、单位、E-mail、电话号码等。编辑部常常因为稿件内容要和作者联系，请作者修改、补充资料等，有些作者没有提供准确的联系方式，比如没有预留准确的 E-mail，或手机号码、办公电话无法接通，从而造成编辑无法与作者取得联系，进而失去了论文发表的机会。所以，稿件投出去之后，应当经常与责任编辑保持联系。同时，作者平时应注意期刊的出版信息，一般来说，期刊在创刊、变更刊名、变更刊期的最初一段时间，因大多数作者对有关情况不甚清楚，可能处于投稿相对较少、稿源不是很充足的低谷时期；若此时投稿，命中率相对较高。另外，期刊投稿高峰期一般与晋升职称、评定科研成果或研究生毕业等外界因素有关，而此类工作结束后的一段时间，投稿可能处于相对低谷时期，是一般文章投稿的黄金时段。

值得一提的是，作者还可选择目前医学研究的热点问题投稿。无论是基础医学研究还是临床医学研究，所谓"热点"均有时间性，期刊的主要任务之一就是关注医学研究热点，报道最新科研成果。因此，"投其所需"，掌握好稿件内容与期刊报道热点的时效性，也是提高稿件被采用率的重要因素。

》 第二节　医学科研论文的发表

一篇科研论文从投稿直至发表，其中必须经过审稿、退修、文字加工、编排设计、定稿发排、核查文稿、印刷发行等一系列流程。其目的是使作者发表的研究成果在书面表达上更科学、更严谨，富有条理化和逻辑化，使医学科学与文学及美学得到更完美的结合，从而使凝集作者心血的丰硕成果更加光彩夺目。

一、期刊编委会介绍

论文能否在期刊发表，是由期刊编委会来审核和把关的。期刊编委会是期刊生存与发展不可或缺的重要机构，是掌舵期刊办刊方向和学术出版质量的"守门人"。期刊编委会一般由主编（editor in chief）、副主编（associate editor）、编委（editorial board member）等组成，成员大多是各学科领域的知名专家，主要负责确定所编刊物的编纂方针、编纂体例、编选范围，解决编辑过程中某些重大问题，并对出版刊物的文稿作最后审定。以国内某期刊编委会为例，其主要包含顾问编委、组稿编委、审稿编委及青年编委四类编委，各类编委之间职责分明。其中，顾问编委一般由学科带头人、担任领导岗位者、科研团队负责人，或两院院士、长江学者、国家杰出青年科学基金获得者等来承担，其主要职责是把握期刊发展的大方向；组稿编委一般由在某学科领域的专家或学者担任，主要职责是保障期刊的优质稿源；审稿编委一般由学识渊博、业务精湛的中年骨干组成，主要负责稿件质量的审核、把关；青年编委一般由年轻学者组成，其主要工作是为稿件推荐合适的审稿人，并积极参与审稿工作。以上各类编委之间相互联系又互为补充，共同为期刊的发展贡献力量。又如，由美国胸科医师学会（American College of Chest Physicians，ACCP）创办的国际著名学术期刊 *CHEST*，其编委会成员分别来自美国、以色列、希腊、阿根廷、加拿大、德国、印度、澳大利亚、中国等多个国家。而编委会的国际化也是刊物国际化的重要标志之一。通过聘请国际知名学者担任编委或顾问，参与刊物的编辑和管理，可以带来国际性期刊的新理念和办刊经验，便于向国际学术界介绍和宣传刊物，也提供了更多的国际交流机会。

二、论文的发表过程

（一）投稿与回执

作者撰写的文稿可通过期刊的网络投稿系统或 E-mail 投交至有关期刊编辑部（社）。投稿后，作者可收到回执或可在线查看稿件状态。

国内外期刊稿件的处理流程大同小异，均遵循"公平、公正、合理"原则。稿件的处理过程一般是：①当审稿系统接收到投稿时，稿件先由责任编辑进行初审，初审合格后作者需按期刊要求缴纳审稿费（有些期刊无需缴纳，具体按照期刊要求），再请同行专家外审，若不合格则返回作者修改或直接退稿。②责任编辑按稿件所属方向确定相应小学科、小方向，并邀请同行专家，即审稿人（reviewers）评审，给出"接收"、"返修"或"拒稿"的意见。③责任编辑再综合至少两位专家的审稿意见给出最终审稿结论。如果审稿人意见不一致，责任编辑有权将审稿结论提交给副主编或主编审核，或者重新选择审稿人再次审稿。④责任编辑将审稿结论递交给期刊编辑部（社）后，由相应学科的主编或副主编终审，如稿件尚需修改，则需返回作者继续修改直至达到出版要求，反之予以退稿处理。

稿件处理的一般流程如图8-1所示。

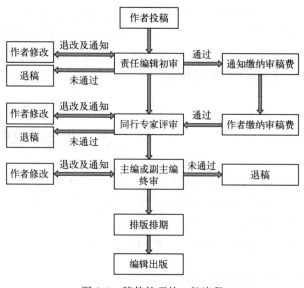

图 8-1 稿件处理的一般流程

以环境领域 Top 期刊 *Environment International* 的稿件处理为例，其流程为：submit to the journal（提交给期刊）→with editor（提交给编辑）→ under review（编辑送外审同行专家）→ accept/minor revision/major revision/reject and resubmit/reject（给出同行评议结果：接收或小修或大修或退稿并重新投稿或拒稿，也可能会根据需要再进行二修，一般少有三修）→accept/reject（最终是否接收）→缴纳版面费→期刊安排版面和发表时间（作者也可能因为版面费或其他原因主动撤稿）—proof（校稿）→online。详见 *Environment International* 的"guide for authors"（图 8-2）。

Statuses you are likely to see:

> ℹ Journals can customize the wording of status terms.

Type a status here

Status	Description
Incomplete	The submission is waiting for you to complete the submission (or revision) process. The submission remains at this status until you select "Build PDF for Approval". New submissions that remain Incomplete more than 90 days will be removed.
Needs Approval or Revision Needs Approval	A PDF has been built, either by you or by the editor, that requires your approval to move forward. Locate the submission in Submission Requiring Author Approval or Revisions Requiring Author Approval, and see here for more details.
Sent Back to Author	Your new or revised submission has been sent back by the Editorial Team for changes prior to review. You should have received an email detailing the changes needed to your submission.
Submitted to Journal	You have completed the submission and approval steps, and the article has been submitted to the journal. The journal's Editorial team will check the submission and either send back to the author for action, or assign to an Editor. Most journals assign a manuscript number upon initial submission and send an automated notice to advise you of the number (if not now, the manuscript number will be assigned when the first editor is assigned).
With Editor	An Editor has been assigned, and has not yet taken an action that triggers some other status. The Editor may be reading and assessing the submission, assigning additional editors according to the journal's polices, or taking some other action outside of the system. This status will remain until an Editor takes an action in the system to change the status, usually inviting reviewers.
Under Review	Reviewers have been invited and the peer review process is underway. There are several factors that influence the time taken for review, most notably availability of article referees. Peer review times vary per journal. Note that once completed reviews for your submitted article have been received and are under evaluation by the handling Editor the status may later return to 'Under Review' if additional reviews are sought.
Required Reviews Completed	The target number of required reviews has been completed, and the Handling Editor is considering the reviews. The Editors may take time to discuss the reviews and may invite more reviewers or assign another editor, returning the submission to an earlier status. When the Editors begin to enter a decision it will move the status to 'Decision in Process'.
Decision in Process	The Editors have begun a decision in the system. The decision may need to be confirmed by multiple Editors in some journals, and the Editors may decide to seek additional reviews or assign another Editor, returning the manuscript to an earlier status. When the decision is finalized, you will receive a direct email with the overall editorial decision, Editor and/or reviewer comments, and further instructions.
Revise	The Editor has made a decision and requested you revise the submission. This status will remain until you begin the process of submitting your revision.
Completed - Accept/Reject	The submission process has completed with either an Accept or Reject decision.
Transfer Pending	The Editor has recommended the submission be transferred to another journal, and your response is needed. See How does the Article Transfer Service work for authors?
Submission Transferred	Submission has been transferred to another journal, see How does the Article Transfer Service work for authors?

图 8-2　在线查看投稿状态（以 *Environment International* 为例）

（二）编辑初审

编辑收到文稿即进行初审，初审主要是编辑对稿件撰写的规范性、内容质量、发表价值等方面进行审查，以判断稿件是否符合期刊载文方向，是否符合期刊质量要求，是否存在学术不端行为，以确定是否具有送审价值。初审通过的稿件才会进入后续流程。

1. 初审人员

期刊稿件初审者一般由责任编辑承担，他们虽达不到审稿专家的水平，但也具备较强的学识、业务能力和执行力等，且时间、精力等较审稿专家更为充裕，由他们承担稿件的初审可有效提高稿件处理的效率及质量。

2. 初审人员的职责

初审人员（责任编辑）的职责主要表现为：①阅读并评估所有提交材料；②决定将哪些论文发送给同行评审；③协调稿件编审过程中编辑部、作者、外审专家等各方关系；④决定接收哪些论文；⑤协同作者，确保稿件质量、内容无误等。但在稿件初审时责任编辑主要承担前两项工作职责，即完成稿件的初审以及确定论文所属的学科并选择合适的审稿人。

期刊大多有自己的审稿专家数据库，涉及不同国家、不同地域、不同学科领域等，需核实审稿专家的电子邮箱等信息，并经邮箱向审稿人发一封关于委托审稿的电子函件，明确审稿重点及具体要求，将稿件的电子稿和审稿单上传到函件附件中，或通过邮箱发送审稿链接，委托专家进行审稿。

3. 初审的审核内容

严谨的初审工作可以极大地提高同行专家评议的效率和质量。总体而言，初审的审核内容主要包含以下几方面。

（1）思想政治审查　国内期刊十分注意思想政治的正确性，如审查稿件是否存在不当言论，是否出现敏感性话题，政治立场是否正确等。

（2）学术不端及伦理学审查　审查稿件是否抄袭和重复发表是稿件初审的第一步，当然，这也是对稿件质量要求的底线。初审时，除了直接用学术不端检测系统量化去评价文章的创新性外，也可以通过查阅相关资料客观评价论文的创新性，以协助稿件送至审稿专家之前进行充分筛选。除此之外，英文期刊比较注重以下内容：如人群研究和动物实验中伦理申请是否齐全；Meta分析是否在PROSPERO进行了注册以免重复；是否对使用的公开数据库进行详细的描述；是否具有竞争利益声明（declaration of competing interest）；共同作者的分工明细（author contributions）；以及可能涉及的国家、宗教、文化等歧视问题。

（3）研究目的　研究目的是否与期刊的专业方向相符合是稿件审核的重点之一。有的稿件研究目的较为混杂，例如两种目的交织在一起，却未阐述清楚任何一种目的，导致研究目的不明确。例如，《胆系结石手术病人术后并发症发生率及相关危险因素及围手术期呼吸道护理干预措施》一文，该题目混淆了好几个研究内容，且研究目的不明确，语言不通顺，两次使用"及"，稍显重复。

（4）结构与格式　文章结构是否符合期刊的一般要求是编辑初审时需要把关的内容，如医学学术期刊一般需包含题目、摘要、材料与方法、结果和讨论、结论、参考文献等内容。同时，稿件也应当符合期刊的基本格式要求，不可采用特殊的字体、特殊的颜色等。

（5）统计学方法　有些英文期刊会专门聘请统计学审稿专家来对统计学方法进行把关，

但事实上，并非所有稿件都会送审给统计学专家，基本的统计学问题还是需要编辑自己把关，如统计学方法使用是否恰当、检验水准是否合理等。例如，有些研究使用的统计分析方法错误，在统计分析过程中可能将方差分析做成了 t 检验、秩和检验做成了卡方检验等。

（6）重复率　每个期刊对于文字重复率都有专门规定，英文期刊通常要求重复率低于 $20\%\sim30\%$。

（7）创新性　除了对论文基本研究内容的审核，创新性也是重要的一部分。医学领域部分中文期刊、英文期刊均在投稿时要求上传文章在所属研究领域的创新性说明（innovation）/特点说明（key point）。文章拥有突出的创新性与特点则会加速审稿进程。

4. 初审审核意见与结论

初审审核意见与结论一般较为简单，对于不符合本期刊要求的来稿作"退稿后重投（reject and resubmit）"或直接"退稿（reject）"处理。一些英文期刊的出版集团，如 Elsevier、Springer、Willey、ACM、IEEE、Frontier、Taylor & Francis、Hindawi 等，通过相应的投稿系统如 ScholarOne Manuscripts、Editorial Manager、Elsevier Editorial System、Hindawi 发布初审结论，除了"退稿"或者"退稿后重投"外，编辑还会建议"转投（transfer）"其他期刊，该"其他期刊"一般是相应出版集团中影响因子更低的期刊，也可能是非 SCI 收录期刊。因此，在转投之前一定要了解清楚拟转投的期刊信息。此外，有些期刊还会根据研究质量和内容的丰富程度等建议将原创性研究论文（original research article）转化为占篇幅较小的短篇报道（short report）或研究通讯（research letter）发表。

5. 初审时间

一般而言，不同学术期刊的审稿周期相对固定，但也会有所波动。这往往与文章的选题、质量以及期刊自身的研究领域和定位存在密切联系。目前，国内学术期刊审稿周期大多为 3 个月左右。以医学期刊为例，国内医学核心期刊审稿周期较普通期刊更长，如中国科学引文数据库核心期刊（CSCD-C）《中华疾病控制杂志》的审稿周期为 1～3 个月，期刊《中国老年学杂志》的审稿周期则在 1 个月左右。国外学术期刊因刊物运行方式与国内期刊有所差异，其审稿周期差异较大，一般为 1～6 个月。例如，开放获取期刊 *Patient Preference and Adherence* 的初审周期平均为 39 天，自然科学类顶级期刊 *Nature* 的审稿周期至少为 2 个月。也有的期刊审稿时间更长，如英文版季刊，初审时间可长达 1 年或者 1 年以上。

（三）外审

外审一般采用同行评审（peer review）方式，由编辑部之外的同行专家对稿件的学术水平、研究深度、创新程度、应用价值等作出客观评估和建议。外审的核心理念是以"第三方"身份对稿件质量进行评价，是学术期刊对稿件取舍的重要参考，也是保障学术期刊质量的重要支撑。同时，外审专家因其专业性，能够就文章在专业知识领域内的缺陷、不足、错误等提出有针对性的意见，帮助作者修正和提高文稿的质量，对于净化审稿学术氛围、提高期刊学术质量起着重要作用。刊出的每一篇论文，一般至少要有两位专家的书面审稿意见。

1. 外审专家的职责

总体而言，外审专家的职责表现为以下几个方面。

（1）按时完成审稿　审稿人应及时审核期刊编辑分送的稿件，并予以回复。

（2）精通文稿所涉及的专业领域　因评审专家来自不同的专业领域，审核稿件应符合专家自身的专业领域，对于不熟悉的专业方向应及时回复，为编辑部另选其他专家对稿件进行评审争取时间。

（3）对稿件内容严格保密　稿件在发表前，审稿人不能引用稿件或者是涉及稿件所描述的工作，也不能利用稿件所包含的信息来进行自己的研究。

（4）避免利益冲突　审稿人应与作者或研究资助者之间无利益冲突，当审稿人与作者是竞争或合作关系、审稿人与作者属于同一工作单位、审稿人涉及与稿件相关的经济利益等问题时，审稿人应主动回避，不参与同行评议过程。

（5）给予客观评议　审稿人的审稿态度应客观、公正；如果自己不适合评价一篇稿件，应立即把稿件退回给编辑部；审稿人不应私下同作者讨论稿件。

2. 外审的审稿原则

外审必须遵循以下原则。

（1）分散原则　是指期刊的审稿任务不宜过分集中，应分散到各地区、各单位、各专业的编委与专家。一个单位编委的审稿量应不超过总审稿量的35％，某一编委个人的审稿量以不超过总审稿量的20％为宜。

（2）对口原则　是指所送稿件涉及的内容要与审稿人的专长对口。

（3）交叉原则　是指不同单位、不同城市间要尽可能进行交叉审稿。

（4）回避原则　是指审稿人要回避审阅所有与自己有关系的稿件，尤其是作者所在单位审稿人、导师，要回避审阅本单位及自己学生的稿件。

（5）保密原则　作者与审稿人之间互不知晓，实行双盲审稿，有利于贯彻保密原则，也有利于客观、公正地处理每一篇稿件。

（6）不可替代原则　是指期刊的审稿程序不可替代，审稿人的权利不可替代。任何人为任何单位所作的鉴定、评审材料都不能替代期刊的审稿程序与期刊指定审稿人的书面审稿意见。

（7）至少两审原则　刊出的每一篇论文，至少要有两位专家的书面审稿意见。

3. 外审的审核内容

稿件外审不同于初审，同行评审通常更注重审核文章所用的方法在其专业内是否正确合理，作者专业知识是否扎实，文章在学术方面应有所进步。审核的内容通常包括学术质量即创新性、科学性、应用价值等，以及科研设计、数据处理和写作规范等。

（1）思想政治的评审内容　①政治立场、价值取向的把关；②引领创新，去伪存真，弘扬先进文化；③有无发表反动或不当议论。

（2）学术质量的评审内容　①文章在研究立意、材料方法、表现形式等方面的创新性；②研究内容的新颖性和独创性；③研究的实践意义、社会效益和经济效益；④研究提出的科学问题、研究的结论是否能让人信服。

（3）科研设计的评审内容　①研究目的是否明确；②研究设计是否合理；③研究方法是否恰当。

（4）数据处理的评审内容　①文章数据的来源和处理是否科学，数据的重测性；②数据分析结果与其他同类型相关研究是否存在差异，若存在差异，对该数据能否进行其他合理的解释；③不同的资料类型其统计指标、统计检验的方法是否正确使用，如一般计量资料的比

较应采用 t 检验，计数资料的比较采用 χ^2 检验等；所构建的数学模型是否能正确反映研究内容等。

（5）写作规范的评审内容　①文章类型及内容要符合所投期刊的领域范围；②文章的格式（包含字体、引文、图表等基本格式）要符合期刊要求；③语言表达清晰且符合逻辑；④专业术语的使用恰当等。

审稿人综合上述评审内容后，还需在科学价值、创新发现等重要方面做出总体评价。

4. 外审审稿结论

（1）审稿结论分类　同行专家的审稿结论一般分为以下几种。

① 接收：接收（accept）表明该研究科学价值极高、立论科学、方法可行、统计恰当、数据可靠、结论科学、论文撰写规范。论文被直接接收的情况极少，往往都要经过修改文稿的过程。

② 小修：小修（minor revision）表明该研究科学价值高，方法和统计恰当，数据可靠，结论科学，但可能有些小问题，如语言表述有歧义、某些图表因尺寸原因需要重新编排、撰写方面欠规范、语法和单词拼写错误、参考文献引用不得当等，需要进一步修改。

案例 8-2：外审审稿结论为"minor revision"的示例。

投稿论文题目：Is simple reaction time or choice reaction time an indicator of all-cause mortality or CVD mortality?

Reviewer 1 Comments：

Major concerns：

There are only a small number of studies included in the meta-analysis，the authors should better re-run their search strategy to include any more recent papers from 2019-2020，which may provide more in the way of measures of effect to include in the meta-analysis.（研究纳入的文献数量较少）

Minor concerns：

① Minor issues of numeric spelling need to be corrected.（拼写问题）

② The funnel plots could improve to be bigger and clearer and can consider to combine them into one or two plots instead of the current four.（图片清晰度问题）

Reviewer 2 Comments：

Minor concerns：

① The paper by Hagger-Johnson et al wasn't included in this research?（原始研究未被纳入的原因）

② Ambiguous statement of definition of SRT and CRT.（指标定义不清）

③ In the strength and limitations，authors could highlight that all included studies were of high quality as the strength.（未强调纳入的研究为高质量文献）

④ Include suggestions in the conclusion on how to have better studies to further define the link of SRT ＆ CRT to mortality and highlight the need for studies to understand the pathways linking RT to mortality.（未强调此类原始研究的必要性）

③ 大修：大修（major revision）表明该研究有较高科学价值，具有一定的创新性和独特性，但是从专业角度看文稿仍存在明显重大缺陷，如实验设计、实验数据、研究方法，抑或是科学性、逻辑性等方面存在不足、错误或者推理不完善等。作者可以针对审稿人的意见进一步修改完善后进行复审。

案例 8-3： 外审审稿结论为"major revision"的示例。

投稿论文题目：Prediction of transition from MCI to AD based on Logistic Regression-Artificial Neural Network-Decision Tree model.

Reviewer 1 Comments：

This manuscript applied a machine-learning framework to predict the progression of mild cognitive impairment (MCI) to Alzheimer's disease (AD) based on the comparison of the performance of the three models. The questions asked are relevant, however, I have a number of questions/suggestions for the authors that will hopefully improve the quality of the manuscript.

Major concerns：

① My first major concern is the potential lack of generalizability of the results presented here. The paper lacks any details concerning the used models (e. g. architecture of ANNs) and representability of the sample.（样本代表性问题）

② My second major concern is the lack of discussion or consideration around alternative models (e. g. SVC, Xgboost) for the same kind of modeling. What is the rationale behind the selected models?（缺乏对同类建模的替代模型的讨论或考虑）

③ It is unclear to me whether authors opted to address the missing value imputation or proceeded with the list-wise deletion.（缺失值的处理）

④ Please explain the choice of hyper-parameters in your model (e. g. number of trees).（模型参数的选择）

⑤ Including the code (including preprocessing, predictive modelling, missing data imputation, cross validation, and feature importance analysis) in the supplementary materials could substantially increase the clarity and reproducibility of this study.（补充材料）

Reviewer 2 Comments：

Though the authors address some of the work's limitations such as sample size and study length, there are a few other minor issues with the manuscript.

Minor concerns：

Methods：① More information on how AD diagnosis was confirmed and how subjects that may have had dementia that could not be attributed to AD were handled should be provided, or sections should be reworded to indicate that they are referring to dementia more generally rather than only AD. （补充关于研究对象的具体纳入和排除标准）

② "Study Subjects" section：The phrasing of this section，particularly the word "undiagnosed" should be changed. （语言表达的准确性问题）

③ Correlated features can affect the performances of models such as certain types of logistic regression models，and influence feature/predictor importance in others such as decision trees. It is unclear whether correlation analysis of the dataset took place in this study. （是否对数据集进行了相关分析）

④ It is unclear whether the authors developed their own machine learning models from scratch or used existing models imported from R libraries. This should be clearer and，if libraries were used，the library name should be indicated somewhere in the methods section. （分析方法的补充）

Results：① The results for feature importance are interesting，but there is no indication of how the importance was determined. More specific details should be provided. （补充确定重要性的依据）

② The specificity and/or negative predictive value should be provided. （补充特异性和/或阴性预测值）

案例分析：两位审稿人均对该文提出了具体的修改意见，论文所需修改的意见较多、较细，最后基于两位审稿人的意见，期刊编辑给予"major revision"的审稿结论。

④ 退稿并重新投稿：退稿并重新投稿（reject and resubmit）表明该研究有一定的科学价值，但存在明显错误或问题，如实验设计有重大缺陷，需要进一步验证等；或由于文章本身内容和版面的限制，审稿人和编辑可能会要求作者以该期刊中其他栏目的格式重新投稿。

⑤ 拒稿：拒稿（reject）表明文章存在原则性的错误，如研究不具备一定的实践意义、科学价值较小或是缺乏创新性等。例如，已有一项某国家的研究报道了重金属 Cd 与妊娠糖尿病的关联，现在转向另一国家的人群中继续研究二者的关联，或者是 Cd 与其他污染物的联合暴露与妊娠糖尿病的关联，则均可称为具有创新性；但若仅是样本量扩大，或重复进行研究，则很大概率会被拒稿。此外，若实验方法和统计处理存在明显错误、数据和结论不合理、撰写极度不规范或与期刊研究方向不一致等，都可能被拒稿。

（2）审稿意见的处理　一般而言，对于采用网络投稿系统接收投稿的期刊，作者可在投稿系统中实时追踪文章状态；而每个审稿人的审稿结论只有审稿人和编辑能看到，但也有审稿人会将审稿结论写在审稿意见中，例如编辑部在综合各位审稿人意见后会给出总的审稿结论 "I would suggest a major revision accepting the paper."。除"accept"和"reject"外，对于其他三种类型的审稿结论，作者都需要提交修改后的稿件及回复信，编辑部及审稿人会对修改过的稿件进行重新评估并再次给出审稿意见。

编辑收到至少两份审稿意见后，将根据不同情况进行处理。

① 审稿意见一致或基本一致：当 2 名及以上审稿人所给的审稿意见基本一致或一致时，编辑通常会将审稿结论交由副主编和主编审核。

② 审稿意见不一致：当审稿人所给的审稿意见不一致甚至截然相反时，编辑有权再邀请其他审稿人进行第 2 次审稿，并将审稿结论交由副主编和主编审核。

值得注意的是，经过严格审阅的文章发表后可能仍有不同的学者对研究结果发表看法，包括肯定和质疑两种。审稿人会将意见反馈到编辑部，负责该文章的编辑在收到此意见之后，应及时反馈给作者，请作者给予答复，由作者根据审稿意见进行逐点回复（rebuttal）和论文修改。对于不宜采用的稿件，编辑则会尽快退回，并说明退稿的具体原因。如有不同意见，作者可与编辑进行商榷，但应明确审稿人只是编辑的顾问，并非稿件最后的仲裁人。因此，作者在收到退稿后，若认为审稿意见不妥，可向编辑部提出重审的要求。这种学术探讨与交流，有助于进一步阐明论文的创新性和学术价值，从而说服或改变编辑对论文的看法。在"三审制"的框架中，面对同一份稿件，不同审稿人可能得出一致的审稿意见，也可能因其看问题的角度有差异致使审稿意见相左，此时编辑对于审稿意见的把握则十分重要。

（四）终审

期刊终审一般经由编委会审稿和定稿，编辑部根据审稿人意见整理出一份简明扼要、重点突出的专家审稿意见。同时，结合期刊的具体情况，协调各个学科、各个栏目文稿的质量和数量，并结合每篇稿件的学术价值，通过对稿件的政治质量、专业价值、学术价值、文字质量等进行综合评估，否决那些学术性不高，实用价值不大或科学性、前瞻性不足的论文，以进一步对论文进行剔除和整理，最终从期刊的办刊宗旨和学科发展出发，有目的地择优定稿。

终审必须遵循的原则是：集体审稿、讨论审稿。终审还需注意以下两点：①参加终审定稿会的专家人数要足够；②外审不能替代终审，多次外审不等于终审。一般，若出现两个外审意见均为拒稿，则默认直接进入终审（拒稿）；若出现一个拒绝、一个修改的外审意见，且未继续邀请审稿人进行外审而直接进入终审，则很可能是编委会推荐直接拒稿。

（五）排版排期、编辑出版

编辑加工包括文字加工和编排设计。文字加工的目的是协助作者以科学的语言、优质的文字来表达论文的主题内容和重要信息，使论文的字字句句闪烁信息光环；编排设计则是编辑从美学和出版角度对稿件进行的规范处理，以便文献检索和他人学习验证。编辑加工完毕即进入定稿发排阶段。文稿在发送付印（排）之前，编辑还需将文稿进行最后的全面清理和检查，做到"齐、清、定"［齐——要求文稿、图稿和附件（前言、目录、后记、附录等）都齐全无缺；清——要求文稿或图稿等缮写、描绘清晰，符合排版的需要；定——要求内容确定，发稿后不再改动］；然后送印刷厂排印（包括划版、排版、厂方打样校对）；出版部门三次校对和作者阅改校样；印刷、装订、成品检验、成品出厂。成品进入发行渠道。

在论文发表过程中需要作者配合编辑部所做的工作包括：在定稿前与编辑部交换意见；按照编辑部提出的审改意见对文稿（包括文字、符号、插图、表格等）进行修改；以及认真严格校对清样。

三、正确对待退稿

退稿是指作者向期刊编辑部正式投稿，但未被编辑部采纳。应以收到编辑部的正式退稿信函或说明为准。从编辑部角度来讲，退稿数是衡量期刊质量的重要客观指标之一。退稿率高，表明该期刊稿源丰富，稿件选择余地较大。通常高质量、高水平的期刊退稿率为70%～90%；中等水平期刊退稿率为40%～70%；退稿率在20%～40%的期刊其质量难以保证；而期刊退稿率低于20%，则提示该刊稿源枯竭。作者在投稿前可以从稿件的刊出周期大致推测该刊的稿源情况，相对而言，稿源丰富的期刊被录用的概率较低。作者应对自己的稿件情况进行客观、正确的评价，然后选择合适的期刊投稿。

退稿是科研人员常遇到的事，尤其是初入科研领域者。在收到期刊的退稿通知后，作者要仔细阅读外审专家、期刊编辑的评论，对退稿的可能原因进行分析，并根据具体情况采取相应的对策。若属于论文质量方面的问题，应进一步深入研究，完善实验设计与方法；若论文写作方面存在问题，则作者应加强语言表达功底，写作时学会字字斟酌，牢记常用表达句式，规范地运用词语；若属于编辑和审稿人的偏见，作者可选择改投他刊。

思考题:

1.投稿时应注意哪些问题？

2.同行评审的作用有哪些？

3.外审审稿结论可以归纳为哪几类？如果在投稿过程中收到这几类意见，你该如何处理？

4.被退稿后应怎么做？

（吴　磊　夏世金　林雪婷　聂艳武）